复发性口腔溃疡的综合治疗

李振国◎主审

李辰或　朱　力◎编著

中国健康传媒集团

中国医药科技出版社

内 容 提 要

　　这是一本介绍复发性口腔溃疡综合治疗的书。全书从中医和西医两个方面阐述复发性口腔溃疡的病因和发病机制、治疗方法，强调局部和整体相结合，中医辨证和西医辨病相结合并介绍了当代名医治疗复发性口腔溃疡的经验。本书适合中医、中西医结合临床工作者以及中医爱好者参考、阅读。

图书在版编目（CIP）数据

　　复发性口腔溃疡的综合治疗 / 李辰或，朱力编著 . — 北京：中国医药科技出版社，2019.3

　　ISBN 978-7-5214-0696-2

　　Ⅰ.①复… Ⅱ.①李…②朱… Ⅲ.①口腔粘膜疾病—溃疡—防治 Ⅳ.① R781.5

　　中国版本图书馆 CIP 数据核字（2019）第 017180 号

美术编辑	陈君杞
版式设计	也　在

出版	**中国健康传媒集团** | 中国医药科技出版社
地址	北京市海淀区文慧园北路甲 22 号
邮编	100082
电话	发行：010-62227427　邮购：010-62236938
网址	www.cmstp.com
规格	880×1230mm $\frac{1}{32}$
印张	6 $\frac{1}{2}$
字数	127 千字
版次	2019 年 3 月第 1 版
印次	2019 年 3 月第 1 次印刷
印刷	三河市双峰印刷装订有限公司
经销	全国各地新华书店
书号	ISBN978-7-5214-0696-2
定价	**29.00 元**

前言

复发性口腔溃疡专指一类原因不明，反复发作，但又有自限性的孤立的、圆形或椭圆形的溃疡。具有"黄、红、凹、痛"的临床特征，即溃疡表面覆盖黄色假膜，周围有红晕带，中央凹陷，疼痛明显。复发性口腔溃疡是口腔黏膜病中常见的溃疡性损害疾病，长期反复发作将直接影响患者整个机体的免疫功能，引起代谢紊乱，严重影响患者生活、工作，甚至造成恶变。

西医在探索复发性口腔溃疡的发病机制上，已注意到免疫功能对其起到的重要作用，同时也注意到其发病与微循环、血液流变学状态以及微量元素有着密切关系。但由于复发性口腔溃疡的病因及发病机制尚未完全明确，目前国内外还没有根治复发性口腔溃疡的特效方法。因此复发性口腔溃疡的治疗只能以对症治疗、减轻疼痛、促进愈合、延长间歇期为主。中医学通过辨证论治和外治法，在改善患者全身脏腑气血功能状态、减轻局部症状、促进口腔溃疡愈合上有一定优势。如果西医、中药、涂敷、泡足、导引、饮食等等综合起来治疗，对病情较重的患者有更佳疗效。

本书共分七章，阐述复发性口腔溃疡西医、中医认识，口腔疾病的中医诊断，复发性口腔溃疡、继发性口腔溃疡的诊治以及中医治疗口疮的常用中药、方剂以及中医特色疗法，并介绍十位现代名家治疗口腔溃疡经验。家父学生朱力，博古通今，广征博采，对本书的资料汇集和整理给予了大力协助，在此表示谢意。家父李振国笔名李文医，原是温州市人民医院中医科主任，曾在温州医科大学中医进修班教授医古文。年届古稀，仍勤于临床，不倦学习。我自三年西学中后，刻苦钻研历代医籍，并得到家父的指导，实感欣幸。希冀该书的出版能为同仁拓宽诊疗思路，为患者解除痛苦做出贡献。

由于笔者水平有限，本书难免有疏漏之处，望请读者斧正。

温州市人民医院

李辰或

2018 年 11 月 3 日

目录

第一章　复发性口腔溃疡西医认识

第二章　复发性口腔溃疡中医认识

第三章　口腔疾病的中医诊断

第四章　复发性口腔溃疡中医诊治

第五章　继发性口腔溃疡诊治

第六章　口腔溃疡常用中药方剂及特色疗法

第一章 复发性口腔溃疡西医认识

第一节 口腔解剖与生理

口腔（oral cavity）为消化道的起始部分，具有重要的生理功能，它参与消化过程，协助发音和言语动作，具有感觉等功能，并能辅助呼吸。口腔的前壁及侧壁为唇和颊；上壁由硬腭和软腭构成口腔顶；下壁为口腔底，为舌和围绕舌根的宽沟所占据（图1-1）。口腔向前以口裂通于体外，向后经咽峡入咽腔。口腔还借助于上、下颌骨的牙槽突、牙弓和牙龈被分隔为两部分，前外侧部称口腔前庭，后内侧部为固有口腔。

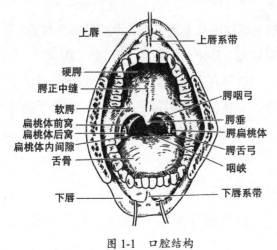

图1-1 口腔结构

一、口腔前庭

口腔前庭（oral vestibule）为唇、颊与牙列、牙龈及牙槽黏膜之间的蹄形潜在腔隙，在下颌姿势位时，此腔隙经颌间隙与固有口腔广泛交通；在正中𬌗位时，口腔前庭主要在其后部经翼下颌皱襞与最后磨牙远中面之间的空隙与固有口腔相通，牙关紧闭或颌间固定的患者，可经此空隙输入流体营养物质。

（一）口腔前庭各壁的解剖标志

1. 口腔前庭沟

又称唇颊龈沟，为唇、颊黏膜移行于牙槽黏膜的皱襞。此处黏膜下组织松软，是口腔局部浸润麻醉穿刺的部位。

2. 上、下唇系带

是口腔前庭沟中线上扇形或线形的黏膜小皱襞。婴儿时期上唇系带较宽，延伸至腭乳头。随着年龄的增长，此系带逐渐退缩，如持续存在，可影响中切牙的萌出和正常位置，出现两牙分开，牙颌畸形时需手术治疗。在无牙颌情况下，颌骨骨折复位和全口义齿修复时，可以上、下唇系带作为标志。

3. 颊系带

是口腔前庭沟相当于上、下尖牙或前磨牙部位的黏膜皱襞。

4. 腮腺管乳头

相对于上颌第二磨牙牙冠的颊黏膜上有一小突起，为腮腺管的开口。作腮腺造影和腮腺管内注射治疗时需找到此标志。

5. 磨牙后区

由位于下颌第三磨牙后方的磨牙后三角和覆盖于磨牙后三角表面软组织的磨牙后垫所组成。

6. 翼下颌皱襞

张大口时，在口腔两侧的磨牙后垫与咽之间所见的垂直方向的黏膜皱襞。临床上该皱襞是下牙槽神经阻滞麻醉的重要标志，也是翼下颌间隙及咽旁间隙口内切口的有关标志。

7. 颊脂体

张大口时，平对上、下颌后殆面间颊黏膜上三角形隆起。其尖邻近于翼下颌皱襞前缘，此尖相当于下颌孔平面，为下牙槽神经阻滞麻醉的重要标志。尖的位置有时不恒定，可偏上或偏下，因此麻醉穿刺点应作相应的调整。

（二）口唇

口唇（oral lips）分为上唇和下唇。两游离缘间称口裂，两侧联合处形成口角。上唇中央有一纵形的浅垂直沟为人中。上、下唇的游离缘系皮肤与黏膜的移行区，称为唇红。唇红与皮肤交界处为唇红缘，上唇的全部唇红缘呈弓背状称为唇峰，唇正中唇红呈珠状向前下突出称为上唇结节（唇珠）。当外伤缝合或唇裂修复手术时，应注意恢复其外形，以免造成畸形。

唇的构造由外向内分为皮肤、浅筋膜、肌层、黏膜下组织和黏膜五层。黏膜下层内含有上、下唇动脉。上、下唇动脉在平唇红缘处形成冠状的脉环，距黏膜近，离皮肤较远。唇部手术时，用唇夹或手指在内侧口角处压迫此血管可以止血。黏膜下层内含有许多小唾液腺，称为唇腺。当其导管受到外伤而引起阻塞时，易形成黏液腺囊肿。唇部皮肤有丰富的汗腺、皮脂腺和毛囊，为疖痈的好发部位。

唇的血管、神经及淋巴管：唇的血液供应主要来自面动脉的分支上、下唇动脉。经面静脉使静脉血回流。唇的淋巴管丰富，上、下唇外侧部的淋巴管注入下颌下淋巴结；上唇的淋巴管有时注入耳前淋巴结或颈深上淋巴结。下唇中部的淋巴管注入颏下淋巴结，下唇中线或近中线的淋巴管也可相互交叉至对侧的下颌下淋巴结。下唇外 1/3 的淋巴管还可通过颏孔进入下颌骨。唇的感觉神经来自上、下颌神经的分支，运动则由面神经支配。

（三）颊

颊（cheeks）位于面部两侧，构成口腔两侧壁。唇、颊移行于牙槽黏膜的皱襞处即前庭沟。此处黏膜下组织松软，是口腔局部麻醉常用的注射部位。口内颊部表面的黏膜形成微凸的三角形，即颊脂体，其尖端正对翼下颌皱襞前缘，大张口时，此尖为下牙槽神经阻滞麻醉的重要标志点。在前庭沟中线处扇形小皱襞称为唇系带。在与上颌第二磨牙牙冠相对处黏膜上，有一黏膜微隆起，为腮腺管口。颊面部由外向内分为 6 层，即皮肤、皮下组织、颊筋膜、颊肌、黏膜下层和黏膜层。其外面被有皮肤，内面覆盖未角化的口腔黏膜。在固有层和黏膜下层含有大量的弹力纤维和小型混合腺，为颊腺，并开口于黏膜表面。

颊的血管、神经及淋巴管：颊部的血液供应主要来自面动脉、眶下动脉和面横动脉，相互之间有众多的吻合支。静脉血主要回流至面静脉。淋巴管注入下颌下淋巴结。三叉神经上、下颌支支配感觉，运动则由面神经支配。

二、固有口腔

固有口腔（oral cavity proper）是指口腔上、下牙弓以内至咽部之间的部分。其范围包括由硬腭及软腭组成的口腔顶，由舌及其周围的舌下腺、下颌舌骨肌和颏舌骨肌等软组织组成的口腔底。固有口腔向前及两侧与口腔前庭之间以上下颌牙槽突和牙弓为界，当咬𬌗时，两者间仅能由远中磨牙的后方相互沟通，向后经咽峡通入咽腔。固有口腔包括舌在内，均为黏膜所覆盖，黏膜下各种唾液腺在不同的部位开口于黏膜表面。

人类在进化过程中，由于咀嚼、吞咽、消化、语言和味觉等多种功能的影响，固有口腔的结构越变越复杂，特别是舌的变化。最早出现在鱼类，仅仅形成一条黏膜皱襞。到两栖类已开始出现舌肌，使舌的构造和运动逐渐复杂化。舌乳头的出现使机体不仅开始有了触觉，也出现了味觉。特别是发展到人类，舌已成为语言不可缺少的器官。

（一）舌

舌（tongue）发育自第一、二、三鳃弓形成的隆起。在胚胎第 4 周时，两侧第一、二鳃弓在中线处联合。此时，在下颌突的原始口腔侧，内部的间充质不断增生，形成 3 个膨隆的突起，其中两侧 2 个对称的隆起体积较大，为侧舌隆突。在侧舌隆突稍下方中线处有 1 个小突起，称奇结节。约在胚胎第 6 周，侧舌隆突生长迅速，越过奇结节，并在中线联合。若侧舌隆突未联合或联合不全，可形成分叉舌。甲状腺发育自奇结节和联合突之间中线处的内胚层上皮。胚胎第 4 周，此部位上皮增生，形成管状上皮条索，为甲状舌管。胚胎第 6 周甲状舌管逐渐退化，与舌表面失去联系。若甲状舌管未退化，其残留部分可形成甲状舌管囊肿。

舌是口腔内的重要器官，由纵、横和垂直三种不同方向的骨骼肌相互交织所组成，具有味觉功能，能协助相关的组织器官完成语言、咀嚼、吞咽等重要生理功能。舌的前 2/3 为舌体，可以游离活动。舌体的前端为舌尖，上面为舌背，下面为舌腹，两侧为舌缘。舌的后 1/3 为舌根，借舌肌固定于舌骨和下颌骨。舌体和舌根以人字沟为界，形态呈倒 V 字形，尖端向后有一凹陷处是甲状舌管残迹，称为舌盲孔。

1. 舌黏膜

舌黏膜覆盖于舌表面，在舌根部向两侧返折至腭扁桃体及咽侧壁，舌背根部黏膜与会厌黏膜相延续，舌腹部黏膜折向口腔底，续于下颌牙槽突内面的牙龈黏膜。舌黏膜因部位不同，形态结构也不一样。

（1）舌背黏膜：呈粉红色，表面有许多小突起，统称为舌乳头。由于其形态、大小和分布的位置不同，舌乳头可分为丝状乳头、菌状乳头、轮廓状乳头和叶状乳头（图1-2）。

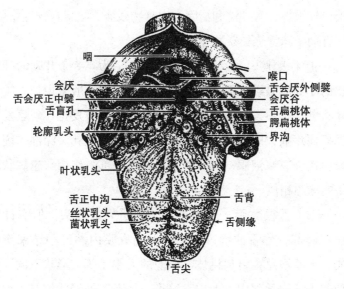

图 1-2　舌背及舌根黏膜结构

①丝状乳头：为白色刺棘状突起，数目最多，乳头尖端的上皮角化明显，上皮细胞常有剥脱现象。在某些疾病时，角化细胞剥脱延缓，并与食物、黏液、细菌等混杂，附着在乳头表面，形成厚度和颜色不同的舌苔。由于舌黏膜具有丰富的微血管网，当舌微循环障碍时，舌血流迟滞，血二氧化碳含量增多，使舌的色泽变暗。舌苔多少和舌色泽为中医学舌诊的主要观察内容，也是诊断疾病的重要体征之一。

②菌状乳头：数目较少，散在于丝状乳头之间，形似蘑菇。肉眼观呈鲜红色小点状，无角化。在菌状乳头的上皮内含有味蕾，因此菌状乳头除有一般感觉外，还有味觉功能。

③轮廓状乳头：是舌乳头中最大的一种。沿人字沟排列，一般为8~10个，在轮廓状乳头周围有深沟环绕，乳头侧壁上皮中有味蕾，沟底有浆液腺并向沟内开口。该腺分泌的稀薄蛋白样液体，有冲洗和清除沟内食物残渣、溶解食物等作用，并有助于味觉感受器发挥其机能活动。

④叶状乳头：位于舌侧缘的后方，为4~8个并列的叶片状的小黏膜皱襞，颜色较周围黏膜稍红。一般来说，人类的叶状乳头很不发达或已退化，正常时不易被发觉。一旦发生炎症而疼痛，则被疑为肿瘤而就医。在叶状乳头深部的固有膜内也含有浆液腺，其导管开口在沟底部，作用与轮廓状乳头的味腺相似。

（2）舌根黏膜：表面光滑，无明显的乳头，但有许多丘状隆起，称舌滤泡，由上皮下固有膜内淋巴小结聚集而成。舌滤泡总称舌扁桃体。滤泡的大小不等、形状不同，典型的舌滤泡顶部中央上皮下陷形成短而窄的管状细腔，称滤泡腔。腔底部有小唾液腺管的开口。滤泡腔上皮细胞周围密布淋巴小结，小结中的淋巴细胞可浸润上皮或穿过上皮进入滤泡腔，继而进入口腔，与唾液混合，形成小团，称为唾液小体。

（3）舌腹黏膜：光滑细腻，色泽红润。黏膜由舌下面折向口腔底时，在正中线上形成一条明显的皱襞，称舌系带。若系带上端附着靠近舌尖，或下端附于下颌舌侧的牙槽嵴上，即产生舌系带过短，导致舌活动受到一定限制；若婴儿下中切牙萌出过早，可因频繁咳嗽，舌前后活动增多，或吮乳时舌系带及两侧软组织与切牙经常摩擦，而发生溃疡，长期不愈，称为褥疮性溃疡。

2. 舌肌

舌肌为横纹肌，分为舌内肌和舌外肌。

（1）舌内肌：起止均在舌内，分别是舌上纵肌、舌下纵肌、舌横肌及舌垂直肌，肌纤维纵、横、垂直交织，收缩时改变舌的形态。

（2）舌外肌：起自下颌骨、舌骨和茎突，止于舌，分别为颏舌肌、舌骨舌肌和茎突舌肌。收缩时依肌纤维方向变换舌的位置。

舌内、外肌协同收缩，使舌能进行复杂而灵活的运动。在全身深度麻醉或昏迷时，舌部诸肌均松弛，舌向后缩，压迫会厌，阻塞喉部，造成窒息，因此需将患者下颌推向前方或将舌牵出。

舌的血管、神经和淋巴管：舌的血液供应来自舌动脉，舌后 1/3 尚有咽升动脉的分支，而舌的静脉较为特殊，除存在舌动脉的伴行静脉外，还有舌下神经伴行静脉，二者向后均注入舌静脉。舌的神经有 4 个来源，即：舌下神经支配全部舌内肌和舌外肌；舌神经分布于舌的前 2/3 黏膜，司一般感觉；鼓索中的内脏运动纤维分布于下颌下腺和舌下腺，司分泌活动；内脏感觉纤维分布于味蕾，司味觉。舌咽神经的舌支分布于舌的后 1/3 部，兼有一般感觉和味觉；迷走神经的分支，通过喉上神经的内支，分布于舌根和会厌，司味觉和一般感觉。舌的淋巴管极为丰富，全部淋巴管最终汇入颈深上淋巴结。

（二）腭

胚胎早期原始鼻腔和口腔彼此相通，腭（palate）的发育使口腔与鼻腔分开。腭的发育来自前腭突和侧腭突。胎儿第9周时，左右侧腭突与前腭突自外向内、向后方逐渐联合。接触部位的上皮和基底膜破裂，两个突起的间充质融为一体。若一侧侧腭突和对侧侧腭突及鼻中隔未融合或部分融合时，即发生腭裂。腭裂可发生于单侧，也可发生于双侧。在腭突的融合缝隙中，有时有上皮残留，可发生发育性囊肿，如鼻腭囊肿、正中囊肿。

腭呈穹隆状，构成固有口腔的顶，腭的前 2/3 黏膜深处以骨为基础，构成硬腭。后 1/3 主要由软组织构成软腭，参与发音、言语及吞咽等活动（图 1-3）。

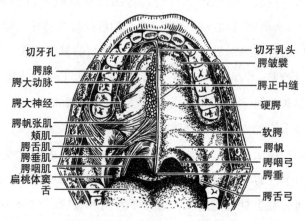

图 1-3　口腔顶（切除右侧半黏膜）

1. 硬腭

硬腭（hard palate）作为鼻腔和口腔的间隔，主要由上颌骨的腭突和腭骨的水平板构成其骨性基础，称为骨腭。其鼻腔侧由呼吸性黏膜被覆；口腔面则覆盖有口腔黏膜，表面为复层扁平上皮，正常呈淡粉红色。因长期咀嚼，受食物的摩擦，上皮表层常有轻度角化。在尖牙以前，牙槽突根部的黏膜及腭正中缝处的黏膜，均缺乏黏膜下层，黏膜与骨膜紧密相接，因而黏膜移动受限。自前磨牙以后的腭部，出现疏松的黏膜下层，内含纯黏液性的腭腺，其主要分布于硬腭的中央区，向后其数量逐渐增多。腭的前部及两侧均无腭腺。硬腭部具有临床意义的解剖标志有以下5个。

（1）腭正中缝：为硬腭中线上纵行的黏膜隆起。

（2）切牙乳头：又称腭乳头，位于腭正中缝前端，左右上颌中切牙间的腭侧，其深面为切牙孔，鼻腭神经、血管经此孔穿出，向两侧分布于硬腭前 1/3。切牙乳头是鼻腭神经局部麻醉的体表标志。

（3）腭皱襞：硬腭前部，由黏膜形成横行的嵴状皱襞。

（4）腭大孔：距硬腭后缘前约 0.5cm 及从腭中缝至第二磨牙腭侧龈缘的外、中 1/3 交界处。腭前神经及腭大血管经此孔通过，是腭前神经麻醉进针的标志。

（5）翼沟：位于上颌第三磨牙后内侧 1~1.5cm 处，触摸此处有一骨质隆起即翼沟，与腭裂手术有关。

2. 软腭

软腭（soft palate）呈垂幔状，前与硬腭相连，后为游离缘，后缘的正中有一小舌样突起，称为悬雍垂。软腭两侧向下、外方形成两个弓形黏膜皱襞，在前外方者为舌腭弓，在稍后内方者为咽腭弓，两弓之间容纳扁桃体。软腭主要由黏膜、黏膜下层、腭腱膜及腭肌等组成。黏膜下层中含有较多的黏液腺。黏膜下层在悬雍垂、舌腭弓及咽腭弓处组织疏松，炎症时易发生水肿。在黏膜下层深面为腭腱膜及腭肌。

腭的血管、神经和淋巴：腭部的血液主要由上颌动脉的分支—腭降动脉供应，软腭尚有咽升动脉及腭升动脉分布。静脉回流至翼丛，淋巴主要回流至颈深上淋巴结。腭部的感觉神经来自三叉神经上颌支，软腭尚有舌咽神经分布。软腭运动主要由迷走神经咽支支配。

三、口腔黏膜

口腔黏膜（mucous membrane of mouth）覆盖于口腔表面，前与唇部皮肤相连，后与咽部黏膜相接。口腔黏膜各部位的功能不同，其结构也各具特点。

（一）口腔黏膜的基本组织结构

口腔黏膜由上皮、固有层和黏膜下层组成（图 1-4）。

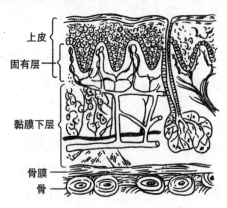

图 1-4　口腔黏膜结构示意图

1. 上皮

口腔黏膜上皮由角质形成细胞和非角质形成细胞组成，以角质形成细胞为主。上皮全层为复层鳞状上皮。角质形成细胞由浅入深可分为角化层、粒层、棘层和基底层 4 层。

（1）角化层：为上皮最表浅层，细胞扁平，体积较大，细胞器和细胞核消失。胞浆内充满角质蛋白，细胞周界形成致密角质膜。苏木素—伊红染色为均质嗜酸性物，细胞间桥消失，称为正角化，如在硬腭。上述细胞中含有浓缩未消失的细胞核，则称不全角化，如在牙龈。除牙龈、硬腭和舌背丝状乳头有角化层外，其他黏膜（唇、颊、舌腹、口底、软腭等）在正常情况下无角化层。

（2）粒层：位于角化层的深面，一般由 2~3 层扁平细胞组成。胞浆内含嗜碱性透明角质颗粒，染色深，胞核浓缩。电镜下见近角化层的粒层细胞内张力细丝致密，并且与透明角质颗粒关系密切。

（3）棘层：位于粒层的深面，细胞体积大，呈多边形，由增生的基底细胞发育而来，越向浅层，细胞越扁平。电镜下见细胞膜内有致密物质组成的附着斑，其中有张力细丝附着并折返回胞浆。此层细胞内蛋白质合成最活跃。

（4）基底层：位于上皮的最深面，为矮柱状或立方形细胞，排列整齐，细胞有分裂、繁殖能力，能不断补充表层脱落细胞，借基底膜与固有层结缔组织相连。电镜下基底细胞与结缔组织相连接处形成半桥粒，附着在基板上。光镜下见胞核圆，染色深。基底细胞和邻近的棘层细胞有增殖能力，称为生发层。

口腔上皮始终处于更新状态，其主要过程是生发层细胞分裂增殖，并不断向上皮表面移动。在移动过程中不断分化并发生形态变化，最后到达上皮表面并脱落于口腔中。在口腔黏膜上皮，细胞从基底层移动至角化层的时间为 10~14 天。正常情况下脱落的细胞数量与新生的细胞数量保持平衡，如平衡被打破将产生上皮增生或萎缩性病变。

口腔黏膜上皮内还分布一些不参与上皮细胞增生和分化的非角质形成细胞，包括黑色素细胞、朗格汉斯细胞和梅克尔细胞。在普通切片下，胞浆不着色，因此称为透明细胞。

①黑色素细胞：位于口腔黏膜上皮的基底层。光镜下胞浆透明，胞核圆，胞浆内含黑色素颗粒。黑色素细胞无张力细丝及桥粒，内质网和高尔基复合体发达。临床上牙龈、硬腭、颊和舌常见有黑色素沉着，这些部位也是黑色素性病变的好发部位。

②朗格汉斯细胞：主要位于棘层，也见于基底层。电镜下见细胞无张力细丝，无桥粒胞浆，内有特殊的棒状或球拍样颗粒。

③梅克尔细胞：位于基底层，成群分布，是一种压力或触觉感受细胞。

2. 固有层

由含有较多纤维的致密结缔组织构成，其在口腔各部位的厚度不等。固有层与上皮相接处参差不齐，上皮伸向结缔组织的部分称为上皮钉，或称上皮基层突。固有层凸向上皮部分为结缔组织，称为结缔组织乳头。乳头的高度随部位的不同而有差异。在乳头层接近上皮处有毛细血管网及神经末梢，血管不分布到上皮层。游离的神经末梢从基底细胞之间穿过，进入上皮内，且有丰富的神经感受器。

口腔黏膜上皮与其深面的固有层结缔组织紧密结合。这种结合使固有层结缔组织形成的许多乳头状突起和上皮深面形成的许多上皮嵴紧密镶嵌在一起。光镜下可见上皮和固有层之间有一膜状结构，称基底膜，厚 1~4pm，PAS 染色阳性。电镜下基底膜由透明板、密板和网板三部分组成。某些疾病时，如类天疱疮，上皮和结缔组织在透明板处分离形成上皮下疱；在癌前病变时，基底膜中的 IV 型胶原蛋白等成分也会发生改变，有利于癌变细胞向结缔组织中浸润。

3.黏膜下层

由疏松结缔组织构成，内含丰富的小唾液腺，较大的血管、神经、淋巴管及脂肪组织。其功能主要是为固有层提供营养及支持。黏膜下层主要分布在被覆黏膜，牙龈、硬腭的大部分区域及舌背无黏膜下层，而与其深部的骨和肌肉直接紧密相连。

（二）口腔各部位黏膜的结构及特点

口腔黏膜按其所在部位的结构和功能可分为三类，即咀嚼黏膜、被覆黏膜和特殊黏膜。

1.咀嚼黏膜

咀嚼黏膜在咀嚼时承受压力和摩擦，包括牙龈和硬腭黏膜。咀嚼黏膜的上皮有角化，正角化时有明显的粒层；不全角化时粒层不明显。棘层细胞间桥明显，固有层较厚，乳头长，固有层深部或直接附着在骨膜上，形成黏骨膜。咀嚼黏膜与深部组织附着牢固，不能移动。

2. 被覆黏膜

口腔黏膜中除咀嚼黏膜和舌背黏膜以外均称被覆黏膜，是一种保护性覆盖黏膜，不承受咀嚼力量，如舌、颊、前庭、牙槽、口底、舌下、软腭等处的黏膜。其表面平滑，粉红色，无角化。固有层含胶原纤维、弹性纤维和网状纤维。有疏松的黏膜下层，被覆黏膜富有弹性，有一定的活动度。

3. 特殊黏膜

舌背黏膜是特殊黏膜，具有一定的延展度。舌背黏膜呈粉红色，上皮为复层鳞状上皮，无黏膜下层，有许多舌肌纤维分布于固有层。舌体部的舌背黏膜表面有许多小凸起，称舌乳头。根据其形态、大小和分布位置可分为丝状乳头、菌状乳头、轮廓乳头和叶状乳头。

（三）口腔黏膜的功能和增龄变化

口腔黏膜能抵抗机械刺激，承受各种压力、切力、牵拉力和摩擦力。作为屏障可阻止病原微生物和毒性有害物质的侵入。口腔黏膜还有感觉功能，可对疼痛、触动和温度做出反应，具有特殊的味觉感觉系统。此外，口腔黏膜还与唾液的分泌及某些药物的渗透性吸收有关。

随着年龄的增长，机体代谢活动降低，口腔黏膜组织结构也发生明显变化。如上皮萎缩变薄、舌背黏膜丝状乳头数量减少及叶状乳头增生、唇及颊可出现血管痣、舌腹部可见静脉曲张性小结、感觉功能下降、小唾液腺出现萎缩等，老年患者多发生口干、黏膜烧灼感及味觉异常。

第二节　复发性口腔溃疡西医诊治

一、概念

复发性口腔溃疡（recurrent oral ulcer，ROU），也称复发性阿弗他溃疡（recurrent aphthous ulcer，RAU），又称复发性阿弗他性口炎（recurrent aphthous stomatitis，RAS），是最常见的口腔黏膜溃疡类疾病。调查发现，10%~25% 的人群患有该病，在特定人群中，ROU 的患病率可高达 50%，女性的患病率一般高于男性，好发于 10~30 岁。本病具有周期性、复发性、自限性特征，溃疡灼痛明显，故病名被冠以希腊文"阿弗他"（灼痛）。目前病因及致病机制仍不明，无确切的实验室指标可作为诊断依据。

复发性口腔溃疡是一种以周期性反复发作为特点的口腔黏膜局限性溃疡损伤，可自愈，可发生在口腔黏膜的任何部位。可在口腔的唇、颊、软腭或齿龈等处的黏膜，发生单个或者多个大小不等的圆形或椭圆形溃疡，表面覆盖灰白或蓝色假膜，边界清楚，周围黏膜红而微肿，局部灼痛。

二、临床表现

反复发作的圆形或椭圆形溃疡，具有"黄、红、凹、痛"的临床特征，即溃疡表面覆盖黄色假膜、周围有红晕带、中央凹陷、疼痛明显。溃疡的发作周期长短不一，可分为发作期（前驱期－溃疡期）、愈合期和间歇期，且具有不治自愈的自限性。

　　根据临床特征通常将 ROU 分为三种类型。

　　（1）轻型复发性阿弗他溃疡：初发患者多为此型，为最常见的一型，约占 80%。起初局灶性黏膜充血水肿，呈粟粒状红点，灼痛明显，继而形成圆形或椭圆形浅表溃疡，直径为 5~10mm。溃疡数一般为 3~5 个，最多不超过 10 个，散在分布。5 天左右开始在溃疡面有肉芽组织形成，创面缩小，红肿消退，疼痛减轻。10~14 天溃疡愈合，不留瘢痕。复发间歇期为半月至数月不等，也有此起彼伏、迁延不断的情况。一般无明显全身症状与体征。

　　（2）重型复发性阿弗他溃疡：重型复发性阿弗他溃疡亦称复发性坏死性黏膜周围炎或腺周口疮。此型好发于青春期。溃疡大而深，似"弹坑"，深达黏膜下层腺体及腺周组织，直径大于 10mm，周围组织红肿微隆起，基底微硬，表面有灰黄色假膜或灰白色坏死组织。溃疡期持续可达 1~2 个月或更长，每次 1~2 个，疼痛剧烈，愈合有瘢痕或导致组织缺损，溃疡也可在先前愈合处再次复发，导致更大的瘢痕和组织缺损，影响语言及吞咽。初始好发于口角，其后有向口腔后部移行的发病趋势，常伴低热、乏力等全身不适症状和局部区域淋巴结肿痛。

　　（3）疱疹型复发性阿弗他溃疡：疱疹型复发性阿弗他溃疡亦称口炎型口疮。其特点是溃疡小，直径 1~2mm，但数目多，有数十个或更多，散在分布如"满天星"，以舌腹、口底多见。相邻的溃疡可融合成片，黏膜充血发红，疼痛加重，唾液分泌增加。可伴有头痛、低热等全身不适及局部淋巴结肿痛等症状。

三、危害

通常，如果注意口腔卫生，避免损伤口腔黏膜，保持心情舒畅和充足的睡眠时间，少吃生硬、刺激性的食物，并养成一定的排便习惯，口腔溃疡是很容易治愈的。部分患者仅需局部用药或服用几剂中药就能痊愈，一般不会对全身产生严重的不良后果。但在众多的口腔溃疡中，有少数溃疡来势汹汹，对人体造成意想不到的影响。这类溃疡如被忽视，或用自己的"经验"当作炎症来治疗，必然会延误病情，加速扩散，后果将不堪设想。

究竟口腔溃疡的危害有哪些呢？下面我们就来具体分析。

（1）内分泌失调。口腔溃疡可引起代谢紊乱、内分泌失调，出现发热、头痛、头晕、恶心、无力、视力减退、眼球痛、飞蚊症、淋巴结肿大等全身症状，严重者可导致失明。

（2）机体免疫损害。长期反复发作的口腔溃疡，将直接影响患者机体整体的免疫功能。如果一个或数个口腔溃疡反复发作甚至此起彼伏，疼痛难忍或伴有其他部位的溃疡（如外阴溃疡），则要高度重视。因为这种复发性溃疡很可能是某些免疫性系统疾病的警示信号，如慢性盘状红斑狼疮、天疱疮、白塞综合征等。有些口腔黏膜病损则是全身系统疾病的早发症状，如白血症的口腔黏膜溃烂及出血、艾滋病的口腔病症等。如果缺乏对疾病的整体认识，常常会出现"头痛医头，脚痛医脚"的局面，失去接受最佳治疗方案的机会。

（3）癌变风险。其实，日常多见的复发性溃疡与肿瘤引起的口腔溃疡还是比较容易区分的。前者形状是圆的，摸起来柔软，反复发作，一般1周左右愈合。后者则是呈现不规则的形状，而且在溃疡的周围和基底都可摸到硬块，早期疼痛不明显，但发展非常迅速，经久不愈。这种久治不愈的口腔溃疡，极有可能是口腔癌，值得特别警惕。

（4）影响生活质量。口腔溃疡是肿瘤患者化疗过程中出现的常见消化道不良反应之一，严重影响患者在化疗过程中的生活质量、营养状况、化疗结果等，其发病率在化疗过程中达24.8%~67.0%。如白血病患者、肾移植术后因化疗药物作用常可引起口腔溃疡，临床表现为口腔黏膜肿胀、充血、出血、糜烂、疼痛，严重影响患者的进食及睡眠，给患者带来极大痛苦。

四、发病机制

（一）病因

本病的病因不明，但存在明显的个体差异，有遗传、环境和免疫"三联因素论"，即遗传背景加上适当的环境因素（包括精神神经体质、心理行为状态、生活工作和社会环境等）引发异常的免疫反应而出现ROU特征性病损。也有"二联因素论"，即外源性感染因素（病毒和细菌）和内源性诱导因素（激素的变化、精神心理因素、营养缺乏、系统性疾病及免疫功能紊乱）相互作用而致病。学界的趋同看法是ROU的发生是多种因素综合作用的结果。

1.免疫因素

近年对 ROU 的病因研究多集中在免疫学方面，其中又以细胞免疫为主。患者存在细胞免疫功能的下降和 T 淋巴细胞亚群失衡。对 ROU 患者 T 淋巴细胞亚群的分析、功能测定和淋巴因子研究提示，T 淋巴细胞在 ROU 的发病中起重要作用。也有研究发现，ROU 患者的血液循环中存在抗口腔黏膜抗体，血清中循环免疫复合物（CIC）阳性率及依赖抗体的杀伤细胞（ADCC）在 ROU 早期阶段即有活性增加。但作为自身免疫性疾病普遍存在的抗核抗体却未能找到，说明体液免疫和自身免疫反应是 ROU 发病的可能因素之一。所以有学者认为，它可能是一种自身免疫性疾病。

2.遗传因素

家系研究发现，无论父母是否患 ROU，子女出现该病概率不同。父母都患病，其子女的患病概率为 62.1%；父母一方患病者，其子女的患病概率为 43.2%；父母双方均无该病者，其子女的患病概率为 22.8%。进一步以遗传性疾病的单基因遗传、多基因遗传、遗传标记物和遗传物质等三方面对 ROU 进行研究表明，ROU 的发病有遗传倾向。

（1）单基因遗传研究，常采用家族系谱分析法作为遗传病的重要诊断依据。有人对六个家族四代人中 318 人的患病情况进行分析，发现 ROU 的发病率第一代为 23.3%，第二代为 39.9%，第三代为 40%，第四代为 39.4%，有明显的家族性，但没有找到性连锁遗传等单基因遗传的证据。

（2）ROU 患者血液中的 HLA 基因产物—HLA 抗原的研究表明，患者携带 HLA-A2、B12、B5、AW29、DR4 的频率明显高于正常人。利用 HLA-A、B、C 和抗 HLA-DR 的单克隆抗体对 ROU 局部病损组织的上皮细胞进行 HLA-Ⅰ、Ⅱ类抗原的研究，结果发现，溃疡前期 HLA-Ⅰ、Ⅱ类抗原只存在于基底细胞层，溃疡期大量出现于整个上皮层，愈合后 HLA 大大减少，其规律与 T 淋巴细胞亚群 CD8+Tc 的变化完全吻合，说明 CD8+Tc 对上皮的破坏与遗传标记物 HLA 基因产生的调控有极其密切的关系。

（3）遗传物质研究，微核是染色体断片在细胞分裂过程中形成的一种核外遗传物质。微核出现率反映染色体脆性大小。研究发现，ROU 患者微核率较正常人高，且与溃疡数目有一定关系，外周血淋巴细胞姐妹染色单体交换率（SCE）也有增多现象。患者的染色体结构畸变率、分布及类型在亲子两代均与健康人有明显不同，说明染色体不稳定性结构和 DNA 修复缺损可能是遗传获得方式，对 ROU 发病有影响。

3. 系统性疾病因素

临床经验总结和流行病学调查发现，ROU 与消化道疾病（包括胃溃疡、十二指肠溃疡、溃疡性结肠炎、局限性肠炎、肝胆疾病及寄生虫感染等）和内分泌紊乱（例如月经紊乱）密切相关。

4. 感染因素

基于 ROU 某些类型与单纯疱疹病毒引起的疱疹性龈口炎有相似的临床表现，并有人从溃疡表面培养出 L 型链球菌，用分子生物学技术检出幽门螺旋杆菌且抗菌治疗效果较好，还有人对 283 例 ROU 患者行结核菌素试验，结果 73.5% 阳性，67.3% 抗结核抗体阳性，故被认为 ROU 与感染有关。另外，有人从病损中分离出腺病毒，然而大部分对病毒进行培养的研究都没能从 ROU 病损区直接分离到 HSV、HHV、EBV、HCMV 等病毒，而且有人认为，由于腺病毒在体内广泛分布，即使在 ROU 病损中检测出阳性结果，其临床意义也不大。因此大多数学者认为，这些感染证据是病因还是继发现象值得进一步探讨，感染是否作为 ROU 的发病因素或 ROU 是否属于感染性疾病目前仍有争议。

5. 环境因素

人格问卷调查结果表明，ROU 患者的 A 型行为类型得分高于正常人，回顾发病 1 年内多数人有明显的重要生活事件存在。有人发现，学生的 ROU 复发率在考试前明显上升，经常更换工作岗位的人在工作环境变化时期容易复发 ROU，男性 ROU 患者的好发月份与气候环境的急剧变化呈正相关，说明 ROU 与紧张刺激的心理反应密切相关。国外有人对 ROU 患者常用的 12 种食品添加剂，维生素 B_1、B_2、B_6、B_{12} 及叶酸等摄入情况，血清中缺锌、缺铁、高铜等进行研究，发现均与 ROU 发生有一定的相关性。说明生活节奏和生活习惯、工作、气候、食物、营养等等生活、工作环境和社会环境均对 ROU 的发生有一定的影响。

6. 其他因素

有关 ROU 发病因素远远不止上述 5 个方面，尚有许多其他因素值得探讨。例如戒烟、牙膏成分——十二烷基硫酸钠、氧自由基、微循环状态异常等等。

（二）病理

病损早期黏膜上皮细胞内及细胞间水肿，可形成上皮内疱。上皮内及血管周围有密集的淋巴细胞、单核细胞浸润，随后有多形核白细胞、浆细胞浸润，上皮溶解、破溃、脱落形成溃疡。ROU病损的溃疡期表现为溃疡表面有纤维素性渗出物形成假膜或坏死组织覆盖；固有层内胶原纤维水肿变性、均质化或弯曲断裂，甚至破坏消失；炎症细胞大量浸润；毛细血管充血扩张，血管内皮细胞肿胀，管腔狭窄甚至闭塞，有小的局限性坏死区，或见血管内玻璃样血栓。重型ROU病损可深及黏膜下层，除炎症表现外，还有小唾液腺腺泡破坏，腺管扩张，腺管上皮增生，直至腺小叶结构消失，由密集的淋巴细胞替代，呈淋巴滤泡样结构。

五、诊断与鉴别诊断

1.诊断要点

由于ROU没有特异性的实验室检测指标，因此ROU的诊断主要以病史特点（复发性、周期性、自限性）及临床特征（黄、红、凹、痛）为依据，一般不需要做特别的实验室检查以及活检。必要时可做三大常规、免疫功能检查、血液流变学测定、微量元素及内分泌测定，对及时发现与ROU关联的系统性疾病有积极意义。对大而深、病程长的溃疡，应警惕癌性溃疡的可能，必要时可以做活检明确诊断。

2. 鉴别诊断

（1）重型复发性阿弗他溃疡（MaRAU）与创伤性溃疡、癌性溃疡、结核性溃疡、坏死性涎腺化生的鉴别：见表1。

（2）疱疹型复发性阿弗他溃疡（HU）与急性疱疹性龈口炎的鉴别：见表2。

表1　重型复发性阿弗他溃疡（MaRAU）与其他溃疡的鉴别

项目	MaRAU	创伤性溃疡	癌性溃疡	结核性溃疡	坏死性涎腺化生
年龄、性别	多见于中青年	不限	多见于老年	多见于中青年	多见于男性
好发部位	口腔后部	唇、颊、舌、磨牙后区	舌腹、舌缘、口底、软腭复合体	唇、前庭沟、舌	硬腭、硬软腭交界
溃疡特征	深在，形状规则，边缘齐，无浸润性	深浅不一，形状不规则，与损伤因素吻合	深浅不一，边缘不齐，周围有浸润，质硬，底部菜花状	深在，形状不规则，周围轻度浸润，呈鼠噬状，底部肉芽组织	深及骨面，边缘可隆起，底部肉芽组织
周期性复发	有	无	无	无	无
自限性	有	无	无	无	有
全身情况	弱或较好	较好	弱或恶病质	肺结核体征	弱或较好
病理	慢性炎症	慢性炎症	细胞癌变	朗汉斯巨细胞	小涎腺坏死

表2　疱疹型复发性阿弗他溃疡（HU）与急性疱疹性龈口炎的鉴别

项目	HU	急性疱疹性龈口炎
好发年龄	中青年	婴幼儿
发作情况	反复发作	急性发作

续表

项目	HU	急性疱疹性龈口炎
病损特点	1.密集小溃疡，散在不融合，无发疱期；2.损害一般限于口腔的非角化黏膜；3.无皮肤损害	1.成簇小水疱，水疱破裂后融合成大片浅表溃疡；2.损害可发生于口腔黏膜各处，包括牙龈、硬腭、舌、颊、唇；3.可伴皮肤损害
全身反应	较轻	较重

六、治疗原则

（1）积极寻找 ROU 发生的相关诱因，并加以控制。

（2）加强心理疏导，缓解紧张情绪。

（3）优先选择局部治疗，其中糖皮质激素已成为治疗 ROU 的一线药物，多局部应用。

（4）对于症状较重及复发频繁的患者，采用中西医结合的局部和全身联合用药。

由于 ROU 的病因及发病机制尚未完全明确，目前国内外还没有根治 ROU 的特效方法，因此 ROU 的治疗以对症治疗、减轻疼痛、促进愈合、延长间歇期为主。中医辨证论治和外治法在改善患者全身脏腑气血功能状态和减轻局部症状方面疗效较好，中西医结合治疗对病情较重患者具有优势。

七、治疗用药

1.局部用药

目的是消炎、止痛、防止继发感染、促进愈合，是改善 ROU 症状的有效方法，对此研究报道最多。常用的药物如下。

（1）消炎类药物

膜剂：用羧甲基纤维素钠、山梨醇为基质，加入金霉素、氯己定以及表面麻醉剂、皮质激素等制成药膜，贴于患处。也可用羧丙基甲基纤维素（HPC）和鞣酸、水杨酸、硼酸制成霜剂，涂布于溃疡表面，通过脂化作用形成具有吸附作用的难溶性薄膜，起到保护溃疡表面的作用。

软膏或凝胶：用 0.1% 曲安西龙（去炎松、醋酸氟羟泼尼松）软膏等涂于溃疡面。

含漱剂：用 0.1% 高锰酸钾液、0.1% 乳酸依沙吖啶注射液（利凡诺）、0.02% 呋喃西林溶液、3% 复方硼砂溶液、0.02% 盐酸双氯苯双胍乙烷（氯己定）液等含漱，每天 4~5 次，每次 10ml，含于口中 5~10 分钟后唾弃。但应注意，长期使用氯己定漱口有舌苔变黑、牙齿染色等副作用，停药后舌苔发黑会自行消除。

含片：含服西地碘片，每日 3 次，每次 1 片，具有广谱杀菌、收敛作用；含服溶菌酶片，每日 3~5 次，每次 1 片，有抗菌、抗病毒和消肿止痛作用。

超声雾化剂：将庆大霉素注射液 8 万 U、地塞米松注射液 5ml、2% 利多卡因或 1% 丁卡因 20ml 加入生理盐水至200ml，制成合剂后用于雾化，每日 1 次，每次 15~20 分钟，3 天为 1 个疗程。

（2）止痛类药物：包括利多卡因凝胶、喷剂，苯佐卡因凝胶，苄达明喷雾剂、含漱液等。仅限在疼痛难忍、严重影响进食和生活质量时使用，以防成瘾。擦干溃疡面后可用棉签蘸取少量止痛药液涂布于溃疡处，有迅速麻醉止痛效果。

（3）促进愈合类药物：重组人表皮生长因子凝胶、外用溶液，重组牛碱性成纤维细胞生长因子凝胶、外用溶液。

（4）糖皮质激素类药物：曲安奈德口腔糊剂，地塞米松软膏、喷雾剂、含漱液，强的松龙软膏，倍他米松含漱液，氢化可的松黏附片，氟轻松乳膏，丙酸倍氯米松喷雾剂、乳膏等。

（5）局部封闭：对经久不愈或疼痛明显的 MaRAU，可做溃疡黏膜下封闭注射，每个封闭点局部浸润注射 5~10ml，有止痛和促进愈合作用。常用曲安奈德混悬液加等量的 2% 利多卡因液，每 1~2 周局部封闭 1 次；或醋酸泼尼松龙混悬液加等量的 2% 利多卡因液，每周局部封闭 1~2 次。

（6）其他局部制剂：氨来占诺糊剂、口腔贴片，甘珀酸钠含漱液，环孢素含漱液，5- 氨基水杨酸乳膏，双氯芬透明质酸凝胶，硫糖铝混悬液。

2.全身用药

目的是对因治疗、减少复发、争取缓解。全身治疗有望在消除致病因素、纠正诱发因子的基础上，改变 ROU 患者的发作规律，延长间歇期，缩短溃疡期，使病情得到缓解。常用的药物和方法如下。

（1）糖皮质激素：包括泼尼松、地塞米松、泼尼松龙等。该类药物有抗炎、抗过敏、降低毛细血管通透性、减少炎性渗出、抑制组胺释放等多重作用，但长期大剂量使用可出现类似肾上腺皮质功能亢进、向心性肥胖、痤疮、多毛、闭经、乏力、低血钾、血压升高、血糖尿糖升高、骨质疏松、胃肠道反应、失眠、血栓症等不良反应，已有感染或胃溃疡者可能使病情加重。长期使用后骤然停药可能引起撤药反应。

用药方法以泼尼松片为例，每片5mg，开始时每日10~30mg，每日3次等量服用；或采取"晨高暮低法"，即早晨服用全日总剂量的3/4或2/3，午后服用1/4或1/3；或采用"隔日疗法"，即将2天的总剂量在隔日早晨机体肾上腺皮质激素分泌高峰时1次顿服，可提高药效。待溃疡控制后逐渐减量，每3~5日减量1次，每次按20%左右递减，维持量为每日5~10mg。当维持量已减至正常基础需要量（每天5~7.5mg）以下，病情稳定即可停药。

（2）免疫抑制剂：包括沙利度胺、硫唑嘌呤、环磷酰胺、甲氨蝶呤、环孢素、己酮可可碱等等。这类药物有非特异性地杀伤抗原敏感性小淋巴细胞、抑制其转化为淋巴母细胞、抑制细胞DNA合成和细胞增殖等作用。长期大量使用有骨髓抑制、粒细胞减少乃至全血降低、肾功能损伤等副作用，可见恶心、呕吐、皮疹、皮炎、色素沉着、脱发、黄疸、腹水等不良反应，故使用前必须了解肝肾功能和血象。

例如，沙利度胺片原是抗晕药和抗麻风反应药，后发现有免疫抑制作用，临床应用于MaRAU等顽固性溃疡有较好疗效。每片25mg，开始剂量为每日100mg，分2次服用，1周后减为每日50mg，连续1~2个月。该药的严重副作用为致畸胎（"海豹婴儿"），故生育期的ROU患者慎用，孕妇禁用。其他副作用有过敏性皮炎、干燥、头晕、嗜睡、恶心、下肢水肿、腹痛等等，停药后一般均能消失。

硫唑嘌呤片每片50mg，每日2次，每次25mg，口服，一般疗程应控制在2周之内，最长为4~6周。

（3）免疫增强剂：包括转移因子、胸腺素、丙种球蛋白等。其中，主动免疫制剂有激发机体免疫系统产生免疫应答的作用。例如，转移因子注射液（TF）注射于上臂内侧或大腿内侧皮下淋巴组织较丰富部位，每周 1~2 次，每次 1 支，1ml。胸腺素每支 2mg 或 5mg，每日或隔日肌肉注射 1 次，每次 1 支。卡介苗（BCG），每支 0.5mg，每周 2~3 次，每次 1 支，肌肉注射，20 天为 1 个疗程。

被动免疫制剂丙种球蛋白等，对免疫功能降低者有效。肌肉注射，每隔 1~2 周注射 1 次，每次 3~6ml。

（4）生物治疗：干扰素 $-\alpha 2\alpha$、粒细胞巨噬细胞集落刺激因子、前列腺素 E2、阿达木单抗、依那西普、英夫利昔单抗。

（5）其他治疗药物：包括针对系统性疾病、精神神经症状、营养状态等等内科用药，以及民间不少有效的单方、验方值得研究。

附：复发性口腔溃疡疗效试行标准

（2000 年 12 月中华口腔医学会口腔黏膜病专业委员会第一届第三次全体会议讨论通过）

1. 全身治疗疗效评价试行标准——IN 分级法

（1）评价指标

总间歇时间（天）（interval，I）：评价时段无溃疡时间总和。

总溃疡数（个）（number，N）：评价时段溃疡复发数目总和。

（2）评价指标分级

I_1——总间歇时间延长（t 检验，P<0.05）。

I_0——总间歇时间无改变（t 检验，P>0.05）。

N_1——总溃疡数减少（t 检验，P<0.05）。

N_0——总溃疡数无改变（t 检验，P>0.05）。

（3）评价标准

痊愈：口腔溃疡终止复发 1 年以上。

显效：I_1N_1。

有效：I_1N_0 或 I_1N_1。

无效：I_0N_0。

2. 局部治疗疗效评价试行标准——DP 分级法

（1）评价指标

平均溃疡期（天）（duration，D）：评价时段各溃疡持续时间总和除以溃疡总数。

疼痛指数（分）（pain，P）——采用视觉类比量表（visual analog scale，VAS）记录溃疡每天的疼痛分值。VAS 的含义是采用 10cm 的直线，直线的 0 端表示"无痛"，10cm 端表示"最剧烈的疼痛"，患者根据疼痛的感觉程度不同，在直线的响应尺度作记录，每天 1 次。

（2）评价指标分级

D_1——平均溃疡期缩短（t 检验，P<0.05）。

D_2——平均溃疡期无改变（t 检验，P>0.05）。

P_1——疼痛指数减小（t 检验，P<0.05）。

P_0——疼痛指数无改变（t 检验，P>0.05）。

（3）评价标准

显效：D_1P_1。

有效：D_1P_0 或 D_0P_1。

无效：D_0P_0。

3. 疗效评价对象的确定

（1）样本含量：治疗组和对照组样本含量符合统计学原理。

（2）入选标准

①全身治疗：至少有 2 次 ROU 发病史，且病史 1 年以上；溃疡每月发作 1 次以上。

②局部治疗：溃疡发生时间不到 48 小时。

（3）排除标准

①局部治疗：重型 RAU、白塞病；全身性疾病背景：贫血、消化性溃疡、克罗恩病、急性感染性疾病、自身免疫性疾病等；24 小时内使用镇痛药，1 个月内使用抗生素、消炎药，3 个月内全身使用皮质类固醇、免疫抑制剂；3 个月内吸烟者、嗜酒者；肿瘤患者。

②全身治疗：妊娠期妇女，其余同局部治疗。

4. 疗效评价时段

（1）全身治疗：治疗 6 个月以上。评价短期疗效（治疗期疗效），或远期疗效（治疗后疗效）。远期疗效可表述为"治疗后半年疗效""治疗后 1 年疗效"或"治疗后更长时间疗效"。

（2）局部治疗：经本次治疗，溃疡愈合后即可评价疗效。

5. 对照方法

自身对照、两两对照及其他对照方法符合统计学原理。

第二章 复发性口腔溃疡中医认识

第一节 中医口腔医学发展

一、中医对口腔疾病认识历史

（一）战国至秦汉时期

《黄帝内经》对口腔疾病的论述极为丰富。在生理方面，它概括了口、齿、唇、舌的解剖及生理功能。如《灵枢·忧恚无言》谓："口唇者，音声之扇也；舌者，音声之机也。"阐述了唇、口、舌各部位与发音的关系，及在发音时所起的作用。《灵枢·口问》也谓："口鼻者，气之门户也。"论述了口、齿、唇、舌诸器官与脏腑的生理关系。如《灵枢·五阅五使》谓："口唇者，脾之官也；舌者，心之官也。"《素问·阴阳应象大论》也谓："心主舌，其在天为热……在窍为舌……脾主口，其在天为湿……在窍为口。"《灵枢·脉度》篇又谓："脾气通于口，脾和则口能知五谷矣。"还特别强调了牙齿的生长脱落与肾脏的关系。如《素问·上古天真论》根据人类恒牙萌出的一定规律，总结了人类牙齿萌出和衰老的年龄。其谓："女子七岁，肾气盛，齿更发长……三七肾气平均，故真牙生而长极。""丈夫八岁，肾气实，发长齿更……

三八肾气平均，筋骨劲强，故真牙生而长极……五八肾气衰，发堕齿槁……八八则齿发去。"即指出肾脏的盛衰，直接关系着牙齿的生长、坚固与脱落。在疾病方面，它阐述了口疮、口糜、齿痛、龋齿等病的病因病机。如《素问·至真要大论》谓："少阳之复，大热将至……火气内发，上为口糜。"《素问·气厥论》谓："膀胱移热于小肠，鬲肠不便，上为口糜。"《素问·缪刺论》云："齿龋，刺手阳明，不已，刺其脉入齿中，立已。"这是针刺治疗龋齿的方法，也是治疗龋齿的最早记录。在疾病预防方面，指出"不治已病治未病"的预防思想，几千年来始终指导着口腔医学的临床实践。尤为重要的是《黄帝内经》提出了整体观念，认为人是一个有机的整体，口、齿、唇、舌既是局部器官，又是整体的一部分，其生理病理受体内外诸多因素的影响。所有这些论述，为口腔医学的发展奠定了理论基础。

继《黄帝内经》之后，《难经·四十二难》对口腔解剖做了进一步阐述。其谓："口广二寸半，唇至齿长九分，齿以后至会厌，深三寸半，大容五合。舌重十两，长七寸，广二寸半。"这是最早对口腔形状的描述，反映当时对人体解剖认识的程度。

秦汉时期，我国医学已初具规模，医学分为九科，其中就有口齿科。此时期，《史记·扁鹊仓公列传》中详细介绍了淳于意诊籍（现称病历）中我国第一例龋齿病病例："齐中大夫病龋齿，臣意灸其左太阳脉，即为苦参汤，日漱三升，出入五六日，病已。得之风，及卧开口，食而不漱。"该诊籍将患者名、病名、灸法、药名、用法、病程、病因等记录得非常清楚。淳于意首先对疾病做出了正确诊断，分析其致病的原因，指出"卧开口，食而不漱"是致龋因素。对龋齿采用了多种治疗手段，最后对病程及预后做了交代。医案全面、完整，是我国口腔医学史上极其珍贵的资料。

在东汉张仲景所著《金匮要略》中有"梅多食，坏人齿"的记载，并载有"雄黄、葶苈二味末之，取腊月猪脂溶，以槐枝绵裹头，四五枚，点药烙之"治龋齿的方法，与欧洲用砷剂治疗龋齿相比，早了1700年。这是我国对世界口腔医学的又一重大贡献。在《百合狐惑阴阳毒病脉证治第三》中描述了与西医学白塞病症状相类似的"狐惑"病症。据文献所载，张仲景还著有《口齿论》一卷，可惜已散佚。

汉·刘安撰《淮南子》谓："孕妇见兔，而子缺唇。"首次记载了"兔缺"，即今之唇裂。可见当时人们已开始观察到唇裂一病。

（二）两晋时期

两晋时代，我国口齿医学已达到较高的水平。东晋葛洪所著《肘后备急方》中，载有"清晨叩齿三百下"的口齿保健法，并首次记载了下颌关节脱位复位法。

西晋皇甫谧所著《针灸甲乙经》卷十二中有口腔疾病的辨证及针灸取穴，充实和发展了口腔科学的内容。

《槎庵小乘》中载有："晋魏永之，生而兔缺，年十八，闻荆州刺史殷仲堪帐下有名医能疗之。贫无行装，谓家人曰，残丑如此，用活何为？遂赍数斛米西上，以投仲堪。既至，造门自通。仲堪与语，嘉其盛意，召医视之。医曰：可割而补之，但须百日进粥，不得笑语。永之曰：半生不语，而有半生，亦当疗之，况百日邪！仲堪于是处之别室，令医善疗之，永之遂闭口不语，惟食薄粥，百日而瘥。"这里明确指出唇裂可以手术修补，而且记载了术后用流汁饮食、不得与人谈笑等很合理的术后注意事项，也是我国有关唇裂修补术的最早文字记载。

晋·陆云写给陆机的信中说："一日行曹公器物，有剔牙签，今以一枚寄兄。"可知，我国牙签之名始见于晋代。

（三）隋唐时期

隋唐时期是中国封建社会的鼎盛时期。由于经济文化的繁荣，医药学得到迅速发展。医学教育的发展，培养出大量的医学人员，医学家辈出，医学著作大量出现。

在口腔医学方面，医学教育中有了耳目口齿科，学制为四年。在口腔临床方面，这一时期在口腔疾病病因、治疗和预防上都取得了重大的进展。

隋代巢元方所著《诸病源候论》对口、齿、唇、舌疾病有专卷论述。全书论及牙痛、风齿、齿间出血、齿漏、口舌疮、紧唇、兔唇、舌肿强等30余种口腔疾病，着重阐明其发病原因及证候，内容十分详尽。如其中所载"失欠颌车蹉候"，即今之颞颌关节脱位，是由"筋脉夹有风邪"所引起，并指明复位时应"推当疾出指，恐误啮伤人指也"。从其中"拔牙损候"中可见隋朝已有拔牙术及处理拔牙术后出血过多的方法。该书还注意到小儿的生理特点，将小儿口腔病作了专卷论述。据文献所载，隋代不仅采用了拔牙术，对齿龈坏疽和龋齿也采用外治法。

唐代孙思邈在《备急千金要方》和《千金翼方》中将口腔疾病列为七窍病，并收集了治疗口腔疾病的方药一百多首。除药物治疗外，还广泛采用外治、手术等方法。孙思邈对下颌关节脱位用手法复位，已有相当的经验。他在《备急千金要方》卷六中说："一人以手指牵其颐，以渐推之，则复入矣，推当疾出其指，恐误啮伤人指也。"在《千金翼方》卷十一中又进一步提出用竹管保护术者手指，防止被咬伤的方法。

王焘所著《外台秘要》中载有清洁牙齿、预防牙病的方法。其中载有升麻揩齿方："升麻半两，白芷、藁本、细辛、沉香各三分，寒水石六分，右六味捣末为散，每朝杨柳枝咬头软，以取药揩齿，香而光洁。"在唐代《养生方》中又有"朝夕啄齿，齿不龋"之说，还有"叩齿九通咽唾三过，常数行之，使齿坚，头不痛"之健齿方法。另外，《千金方》谓："每旦以一捻盐内口中，以暖水含，揩齿，及叩齿百遍，为之不绝，不过五日，口齿即牢密。"由此证明，人们对口腔疾病的认识，已有了很大的提高，口腔的卫生保健在此期备受重视。

另外，据考证，在《唐本草》一书中已有银汞合金充填牙齿的记载。当时称之为"银膏"。其谓："其法用白锡和银箔及水银合成之，凝硬如银，填补牙齿脱落。"遗憾的是《唐本草》一书已散佚，但可从宋代唐慎微著的《大观经史证类备急本草》和明代李时珍著的《本草纲目》这两部著作对"银膏"的叙述和引用《唐本草》中推断，我国从唐代已开始应用银汞合金修补齿患。

（四）宋代

宋代，医学分为九科，即大方脉、风科、小方脉、眼科、疮肿科、产科、口齿咽喉科、针灸科、金镞兼书禁科。其中口齿咽喉科与耳目分开，这标志着口腔医学的进一步发展。由政府组织编写的《太平圣惠方》《太平惠民和剂局方》《圣济总录》等，对口腔科病症均有论述，内容也十分丰富。其中《太平圣惠方》和《太平惠民和剂局方》共载方300余首，但内容多重复前人，无所创新。《圣济总录》是当时内容最丰富、收集病症最多的一部医学专著。其中口齿病占五卷之多，唇、舌病散见于其他各卷中。所载"坚齿散方"，专治牙齿摇落复安（即牙齿再植的方法）。宋代镶牙业已经较普遍，并出现了以镶牙为业者。当时著名诗人陆游的诗中有"染须种齿笑人痴"之句，自注云："近闻有医以补坠齿为业者。"可见当时镶牙术之兴盛。另外，宋代已有多篇讨论牙刷的文章，说明宋朝人对清洁保护牙齿有了充分的认识。

（五）辽金元时期

1953年，在前热河赤峰县大营子村辽驸马墓的殉葬品中发现了两把骨制牙刷柄，据专家考证，这是两把构造合理的植毛牙刷。由此证明，植毛牙刷是在我国辽代最先发明的，它比国外植毛牙刷的出现早700多年。

金元时期，医学分为十三科，口齿科已独立，医学学术争鸣十分活跃。张子和著的《儒门事亲》谓："病口疮数年……一涌一泄一汗，十去其九。"所提出的泻下法，在急性口腔病治疗中被普遍运用。李东垣以"脾胃论"为主导思想，对口腔病的治疗有很大影响。在《东垣十书》中还记载有"刷牙牢齿散"，用以清洁和保护牙齿，主张睡前刷牙，这与现代口腔保健理论极为吻合。

（六）明代

明代，由于经济文化和对外贸易的发展，促进了医学学术交流，口腔医学也有一定发展。明代著名医家薛己，撰写了《口齿类要》一书，专门记载了"茧唇""口疮""齿痛""舌症"等口腔疾病，并对口疮的发病机制做了简明的概括："口疮上焦实热，中焦虚寒，下焦阴火。"此书为我国现存最早的口腔专著。

明·窦汉卿在《疮疡经验全书》中有莲花舌、重舌及茧唇的记载。

明·李时珍著《本草纲目》中载有对200余种口腔病症的治疗方法，包括外治法20余种，其中不少治法至今仍为临床所常用。本书对口腔病的预防与保健也作了科学的论述。如"旱莲草同青盐炒焦，揩牙，乌须固齿"和"糯糠，治齿黄，烧取白灰，旦旦擦之"，提出了使牙齿洁白的措施。此外，对多食糖易发生龋病也有所认识。

明·王肯堂在《证治准绳》中列有口病、齿病、唇病等项。将颌骨骨髓炎称作骨槽风或穿腮毒，认为"走马牙疳言患迅速，不可迟延故也"。

明·陈实功《外科正宗》中记载曾治疗过茧唇、牙缝出血、齿病、痰包、鹅口疮、唇风等口腔病。

（七）清代

清代，口齿科在正规分科中近乎消失，口腔疾病的治疗包括在临床各学科中。此期出现的有影响的医学文献中均设有专卷或专篇论述口腔病。其中汪昂著的《医方集解》中，载有颊车开不能合、舌胀满口等病的救急良方，说明中医在此时期对口腔急症已有一定的认识。

清·吴谦等人编著的《医宗金鉴·外科心法要诀》中有口腔病专篇，载有20余种口腔病，至今仍是口腔科学的主要参考书。

清·顾世澄《疡医大全》中有关口腔病的内容更为丰富，载有口腔疾病近70种。书中还提出修补唇裂要在涂麻药之后，再切开皮肤，并以绣花针穿线缝合，在肌生肉满之后拆线。可见，清代的唇裂修复术已达相当的水平。

中国医药学是一个伟大宝库，其中蕴藏极丰富治疗口腔疾病的宝贵经验，我们应当努力发掘加以提高。

二、口疮病名沿革

（一）口疮中医命名

历代文献资料中，口疮又称为口疡、口破、口疳等。这些病名是以其症状特征命名的。

（1）口疮：出自《素问·气交变大论》。疮，溃烂，疮疖之义。口疮，即口腔溃烂的病症。

（2）口疡：出自《素问·五常政大论》。疡，痈疮溃烂。《说文通训定声·壮部》："疡，亦凡疮之通名。"口疡，亦即口腔的疮疡溃烂。

（3）口破：出自《外科正宗》。破，指不完整，毁坏。《广雅·释诂一》："破，坏也。"口破，即口腔有损坏之意。

（4）口疳：《太平圣惠方》称"口中疳疮"。疳，黏膜浅表的溃疡，呈凹形，有腐肉，脓液不多。其生于口腔黏膜者称为口疮。

（二）命名沿革

口疮之名，首见于《黄帝内经》。如《素问·气交变大论》篇曰："岁金不及，炎火乃行……民病口疮"。《素问·五常政大论》篇说："少阳司天，火气下临，肺气上从……鼻窒，口疡"。指出口疮的发病与气候变化有关。晋代《脉诀·诊法》说："右关沉实，脾热口甘，洪数则口疮。"提出了口疮与脾热的关系。隋代《诸病源候论》卷三十明确指出了口疮与热乘心脾的关系，从而成为后世治疗口疮的重要理论依据之一。宋代《太平圣惠方》除列有各种热证口疮外，还增加了"乳石发动口舌生疮"一症，说明当时服食丹石成风而引发口疮。《圣济总录·口齿门》曰："口疮者，由心脾有热，气冲上焦，熏发口舌，故作疮也。又有胃气弱，谷气少，虚阳上发而为口疮者，不可执一而论，当求所受之本也。"已认识到了有阳虚型口疮。《济生方·口齿门》曰："口疮者，脾气凝滞，风热加之而然"，指出了发病以内因为主，外因是发病的条件。元代《丹溪心法·口齿七十八》指出虚火口疮的病机及不能用凉药治疗。明代《口齿类要·口疮》对口疮病机进一步论述："口疮，上焦实热，中焦虚寒，下焦阴火，各经传变所致。"《医方考·口病方论》指出："盖肝主谋虑，胆主决断。劳于谋虑决断，故令气虚……木能生火，故令舌疮。"《外科正宗》卷之四把口疮列入口破范围，分作虚火和实火两大类，"虚火者，色淡而白斑细点"，"实火者，色红而满口烂斑"，对口疮辨证理论有重要发展。清代《焦氏喉科枕秘·口疮图》认识到饮食、胎毒与口疮发生的关系。《医宗金鉴》卷六十五提出心肾不交，虚火上炎可导致口疮。至明清时期，口疮的治疗已积累了不少经验，形成了从病因病机到辨证论治、理法方药的较全面的理论。

第二节　口腔的中医解剖及生理

一、口腔的解剖

口腔，简称为口，又称口窍、牝户、玉池、太和宫、都门等，俗称嘴、嘴巴，属五官七窍之一。因其主纳饮食，通于地气，故称其为牝户。如《东医宝鉴·外形篇》卷二《鼻》曰："口通地气，曰牝户。"又因口生津液，滋润口舌，故又称玉池、太和宫。如《东医宝鉴·外形篇》卷二《口舌》曰："口曰玉池。"又曰："《黄庭经》曰：玉池清水灌灵根。注曰：玉池者，口也；清水者，津液也；灵根者，舌也。"《医方类聚》卷之七十一《齿门》亦曰："口为玉池太和宫。"口为入身第一门户，故又有"都门"之称。如《医方类聚》卷之七十六《口舌门》引《断病提纲》口证歌曰："口号都门内应脾"。《三因极一病证方论》卷之十六《口病证治》亦曰："夫口，乃一身之都门，出入荣养之要道"。《灵枢·肠胃》尚对口腔的大小做了记载。其曰："唇至齿长九分，口广二寸半。齿以后至会厌，深三寸半，大容五合。"

口腔，是指唇以内，咽关以外的部位，主由唇、齿、龈、舌、颊、腭等组成。

1.唇

唇，又称吻、口吻、口唇、飞门等。如《古汉语常用字字典》释"吻"为"嘴唇"。《诸病源候论》卷之五十《燕口生疮候》曰："此由脾胃有客热，热气熏发于口，两吻生疮。"两吻，即两唇也。《灵枢·忧恚无言》篇曰："口唇者，音声之扇也"。唇位于口腔最外部，是饮食进入人体的门户，口唇张合，如同门扇开启，饮食得以入口，故又称为飞门。如《难经·四十四难》曰："唇为飞门。"飞，古与"扉"通，门户也。口唇四周，微露白色，故称唇四白。如《素问·六节藏象论》篇曰："脾胃……其华在唇四白"。《医碥》卷五《察唇齿》曰："四白者，唇之四际白肉也。"

唇上连于鼻底，下至于颏唇沟，分上唇、下唇两部。上唇中央，由鼻柱向下至于唇缘有一纵行浅沟，称为鼻唇沟，又称人中沟。上下两唇交合处，称为口角，又称口丫，亦有称此处为吻者。如《中国医学百科全书·中医耳鼻咽喉口腔科学》曰："吻：指口角或泛指唇四周。"上下唇内侧与上下牙龈相交，构成唇龈沟。其中上唇内侧中央与牙龈结合部，又称为龈交；下唇内侧中央与牙龈结合部，又称龈基。如《类经》八卷《骨空》曰："唇内上齿缝中曰龈交，则下齿缝中当为龈基。"

2.齿、牙床、龈

齿，又称牙齿。如《灵枢·邪客》篇曰："天有列星，人有牙齿。"牙与齿，现代意义相同。但古代则根据牙齿在口腔内的位置不同而有着不同的名称。如《外科证治全书》卷二《齿部证治》曰："内床曰齿，外板曰牙"，《外科大成》卷之三《牙齿》曰："当门为齿……两旁为牙。"《东医宝鉴·外形篇》卷二《牙齿》曰："口前两大齿，谓之板齿；其两旁长者，谓之牙；通谓之齿。其牙齿之根，谓之龈，亦曰牙床。"《医宗金鉴·正骨心法要旨·齿》亦曰："齿者，口龈所生之骨也，俗名牙。有门牙、虎牙、槽牙、上下尽根牙之别。"

综上所述，齿，类似于今之切牙，其余则均称牙。门牙，又称板齿，即今之切齿；虎牙，即今之尖牙；槽牙，即今之双尖牙与第一、二磨牙；上下尽根牙，又称为真牙、智齿、尽头牙，即今之第四磨牙。真牙在女子三七、男子三八时方能萌出。犹如《素问·上古天真论》篇所云："女子……三七肾气平均，故真牙生而长极"。又曰："丈夫……三八肾气平均，筋骨劲强，故真牙生而长极。"《医部全录》卷一百五十五《齿门》亦曰："真牙，乃尽根之牙，肾气足，故真牙生。"上下牙齿犹如一个门户，是饮食入口的首要部位，故牙齿又称为户门。如《难经·四十四难》曰："齿为户门。"

人生共有两副牙齿。婴幼儿时期，牙齿称为乳牙、奶牙；成年人牙齿，称为恒牙。牙齿埋植于牙床、牙龈内之部分，称为牙根，又称齿根。如《备急千金要方》卷六下《齿病第六》曰："凡人齿龈不能食果菜者，皆由齿根露也。"

牙床，亦作牙林、齿林，又称牙槽骨、牙车、牙盘，类似今之颌骨。牙床是生长、根植与坚固牙齿之骨，如《明医杂著》卷之三《牙床肿痛》曰："盖齿虽属肾，而生于牙床，上下床属阳明大肠与胃，犹木生于土也。"《类经》六卷《色藏部位脉病易难》亦曰："牙车，牙床也。"牙床分上牙床、下牙床，或称上牙盘、下牙盘。如《症因脉治》卷一《齿痛》曰："如右上盘痛，属胃与大肠；右下盘痛，属肺胃二经；左上盘痛，属胆经；左下盘痛，属肝经。"下牙床又称颊车骨。如《医宗金鉴·正骨心法要旨·颊车骨》曰："颊车骨，即下牙床骨也，俗名牙钩，承载诸齿，能嚼食物。"两侧下牙床交合之骨，称为地阁骨，又称颏、下巴骨。如《医宗金鉴·正骨心法要旨·地阁骨》曰："地阁骨，即两牙车相交之骨，又名颏，俗名下巴骨，上载齿牙。"

　　下牙床骨与耳门骨（又称玉梁骨）相钳合处，称为两钩骨，又称曲颊，类似于今之颞下颌关节。如《医宗金鉴·正骨心法要旨·两钩骨》曰："两钩骨名曲颊，即上颊之合钳，曲如环形。以纳下牙车骨尾之钩者也。"又曰："玉梁骨，即耳门骨，其处上即曲颊，下即颊车，两骨之合钳也。"合钳，即今之关节也。颞下颌关节，又称颊车骱，颊车指下颌骨，骱指关节。

　　龈，又称龈肉、齿龈、牙龈，亦做牙断，为牙床表面之肉，有固齿养牙之用。分上龈、下龈，分别包裹于上下牙床之外。《证治准绳·杂病》第八册《齿》曰："齿分上下断（亦作龈，齿根肉也）。"《赤水玄珠》卷三《齿门》则更进一步指出了齿与龈的关系，以及龈对于牙齿的滋养作用。其曰："齿者，骨之余，肾之标，寄于龈，养于气血。上龈属足阳明胃，下龈属手阳明大肠。然齿者，骨也，本乎干元，以资始也；龈者，肉也，本乎坤元，以资生也，譬之木生于土，藉土以为养也。"

3. 舌

　　舌，又称舌头、灵根、三寸、心苗、赤龙，是指位于口腔内的舌体组织。如《东医宝鉴·外形篇》卷二《口舌》曰：

"灵根者，舌也。"《寿世青编》卷上《调息》曰："赤龙，舌也。"《灵枢·肠胃》篇曾对舌的重量、长度、大小做了测量与记载。其曰："舌重十两，长七寸，广二寸半。"

舌主要分舌根、舌边、舌中、舌尖四部分。舌根，又称舌本。如《证治准绳·杂病》第八册《舌》中关于"重舌"曰："舌本者，乃舌根蒂也。"《灵枢·经脉》篇曰："足太阴之脉……上膈，挟咽，连舌本，散舌下。"《医部全录》卷一百五十八《舌门》注曰："舌本，舌根也。"舌根附着于横骨之上。横骨，即舌根后之骨，类似今之舌骨，有固定舌体、主司舌的运动的作用。如《灵枢·忧恚无言》篇曰："横骨者，神气所使，主发舌者也。"又曰："足之少阴，上系于舌，络于横骨，终于会厌。"《类经》卷二十一《卒然失音之刺》曰："横骨，即喉上之软骨也，下连心肺，故为神气所使，上连舌本，故主举发舌机。"舌边，又称舌旁，即舌的两侧边缘；舌中，又称舌心，即舌的中央部；舌尖，即舌体最前之尖端。

舌又分上、下两面。舌上面，又称舌背，正常情况下，其表面有一层薄薄之白苔。若机体感受邪毒，或脏腑功能失调，寒热虚实内生，则舌苔可随其邪性而发生相应的变化。舌下面，又称舌腹，其正中有舌柱与口底相连。舌柱，又称舌系带，是由舌下筋膜所形成。如《类经》二十一卷《刺头项七窍病》曰："舌柱，即舌下之筋如柱者也。"舌下紫色筋脉称为舌系。如《杂病源流犀烛》卷二十四《咽喉音声病源流》曰："舌下紫筋为舌系"，舌系两侧分布有金津、玉液（左为金津、右为玉液）二液道。如《焦氏喉科枕秘》卷二《诸穴》曰："金津、玉液二穴。左为金津，右玉液，舌下两旁紫脉上是穴。"金津、玉液有分泌津液、濡润口舌之能。

舌的下方与下牙槽骨之间，称为口底，是舌下痰包、重舌、颌下痈等疾病的好发部位。

4. 颊

颊，又称面颊、蕃，即口腔及颜面两侧之肌肉组织。如《证治准绳·杂病》第八册《颊膜》曰："颊，面旁也。"《灵枢·五色》篇曰："蕃者，颊侧也。"在两侧颊的上部，耳的下方的部位是谓腮颊，是痄腮、发颐的好发部位。

对于头面部的部位古代均有不同的名称。如发际处称天中；天中之下，称天庭，又称庭、额、颜；天庭之下，称司空；司空之下，称印堂，又称阙；鼻准之下，称人中；下唇之下，称承浆；承浆之下，称地阁，又称颏；两目之下，称颧；两颊称蕃等。如《灵枢·五色》篇曰："阙者，眉间也；庭者，颜也；蕃者，颊侧也。"《类经》十七卷《风邪五变》曰："目下颊骨曰颧。"《灵枢·五变》篇则以颧骨的大小测知体骨的大小。其曰："颧骨者，骨之本也，颧大则骨大，颧小则骨小。"《杂病源流犀烛》卷二十二《面部病源流》曰："额为天庭，属心；颏为地阁，属肾；左颊属肝，右颊属肺。"又曰："自鼻直上发际曰天中。天中之下曰天庭，即额也。天庭之下曰司空。司空之下曰印堂，在两眉间。印堂之下曰山根，即两眼之间。山根之下曰鼻准，即明堂也。鼻准之下曰人中。人中之下曰承浆；承浆，穴名。承浆之下曰地阁，即颏也。两额角曰方广，亦曰太阳穴……庭者，颜也，即额。"头面部的分部是古代中医学望诊的重要组成部分。

《证治准绳》对于颌面骨进行了记载与命名，记有颧骨、札骨、乘骨、车骨、辕骨之名等。如《证治准绳·疡医》卷之六《跌扑伤损》曰："鼻之前为梁骨者一，（无势、髓）。梁之左为颧骨者一，（有势、无髓，下同）。梁之右为骨才一，（颧之后，即耳之分）。……右颔为乘骨者一，（有势，多液）。右颔为车骨者，（同上）。乘、车之后，为辕骨者，左右共二，（有势，有液）。乘、车上下，出齿牙三十六事，（无势、髓，庸下就一则不满其数）。"

5. 腭

腭，又称上腭、玉堂、天花板。如《医宗金鉴·正骨心法要旨·玉堂》曰："玉堂，在口内上腭，一名上含，其窍即颃颡也。"又因其位于口腔的上部，表面有横形花纹，似天花板状，故又称天花板。

上腭由硬腭与软腭两部分组成。硬腭位于上腭的前 2/3 部，主由上牙床骨与玉堂骨构成，质硬而不动，中央呈凹状，有容纳舌体与挤压食物、协助吞咽之能。软腭位于上腭的后 1/3 部，主由肌膜组成，软而能动，有协助吞咽与发声之能。软腭在口腔上部正中下垂形成之蒂状物，称为悬雍垂。悬雍垂又称喉花、小舌、帝丁等（其内容参见咽部解剖之咽门部分）。悬雍垂两侧向外下方游离下行，形成前后两条弓柱状物，分别称为咽前柱及咽后柱。其中位于近舌侧者，称为咽前柱，今称舌腭弓、腭舌弓；位于近咽腔侧者，称为咽后柱，今称咽腭弓、腭咽弓。咽前后柱之间即为咽核窝，其内藏有咽核。

二、口腔的生理功能及与脏腑关系

（一）口腔的生理功能

口腔主要有进水谷、司咀嚼、咽饮食，泌津液、助化食，构语言、宏声音，辨五味等生理功能。

1. 进水谷，司咀嚼，咽饮食

进水谷、司咀嚼、咽饮食是口的基本生理功能之一。《素问·六节藏象论》篇曰："五味入口，藏于肠胃。"《素问·五脏别论》篇亦曰："五味入口，藏于胃以养五脏气。"《灵枢·五癃津液别》篇亦曰："水谷入于口，输于肠胃"，又曰："水谷皆入于口，其味有五"，此论"五味入口""水谷入于口"等即指出了口有进水谷的生理功能。饮食物进入口腔后，经牙齿的切磨与咀嚼，尔后由硬腭、舌体的合挤作用而吞咽下行进入咽胃，从而完成饮食物的摄入，故进水谷、司咀嚼、咽饮食实际上是口腔在摄取食物时的一种连贯动作。进水谷主要是通过唇、齿、舌、颊、腭的共同作用而完成的。进水谷的方式，一是通过吮吸，二是通过唇齿的夹摄与咬取。其中吮吸主要是摄取流质饮食，是婴儿进食乳汁和成人摄取流质饮食的主要方式；夹摄和咬取主要是摄取非流质饮食与固体食物。但在进食过程中，两种方式往往同时使用或交替进行，以便摄取各种不同的饮食物。

饮食物进入口腔后，其中非流质饮食和固体食物又需经过牙齿的切磨、咀嚼，使其粉碎，方能下咽入胃。故口又有司咀嚼、磨谷食的作用。在咀嚼过程中，虽然牙齿起有主导作用，但颊、腭、舌、颌等组织也起有重要的协助作用。

咽饮食则是口腔进水谷的最终过程。口腔咽饮食是在饮食物经过口唇的摄入、牙齿等组织的咀嚼切磨后，由口腔送入咽腔、胃腑的过程。口腔咽饮食的这一动作过程主要是由舌体、上腭等来完成的。当饮食物下咽时，舌背向上后挤压，将食物送入舌根部。此时，舌根抬高，软腭上升，舌抵上腭，将食物送入咽腔，再经过咽、喉、会厌等组织器官的连贯性动作而完成饮食物下咽的过程。其间，舌、腭、咽、喉、会厌等必须密切配合，相互协同，才能保障吞咽动作的圆满完成。若舌、腭、咽、喉、会厌任何部位发生异常，均可影响吞咽，甚或导致吞咽困难等。正如《儒门事亲》卷三《喉舌缓急砭药不同解》所曰："咽与喉，会厌与舌，此四者，同在一门……食下则吸而掩，气上则呼而出，是以舌抵上腭，则会厌能闭其咽矣。四者相交为用，阙一则饮食废而死矣。"

2. 泌津液，助化食

泌津液、助化食是指口腔在进饮食的同时，尚有分泌津液、帮助消化饮食的作用。泌津液、助化食主要是由舌下之金津、玉液二穴道来完成的。正常情况下，舌下金津、玉液能分泌津液，有润养口舌齿龈的作用。当饮食入口后，在牙齿切磨、咀嚼的同时，口腔中的唾液与食物相溶相拌，以润和食物，并随食物下咽入胃，而助消磨化食等。金津、玉液主要受胃、肾阴液的支配与调节。《喉科指掌》卷之五《喉痈门第五·舌下痈》曰："舌下金津、玉液二穴通于肾经"，故胃肾阴液充足，上承于舌下，充灌入穴道，则金津、玉液分泌充足，津液旺盛，口舌常润，化谷消食。倘若胃肾阴津亏虚，无以上奉，则金津、玉液分泌不足，津液亏乏，口舌失养，而易致口舌干燥、食物干涩难咽等。

3. 构语言，宏声音

构语言、宏声音是指口舌有构成语言，辅助声音洪亮的功能。声音自喉门发出后，经过咽腔、鼻腔、口腔的扩展、放大、共鸣，而后方能成为洪亮的声音。当声音经过口腔时，舌、唇、齿、腭在心神的支配与协调下，随声附气而动，即能构成清晰的语言。语言虽然是由舌、唇、腭、齿共同完成的，但起主导作用的是舌。而唇、齿的开合运动，则起有阻挡、调节声气的作用；腭（软腭、硬腭）起有调节声音、固定舌位、构助语言的作用。正如《灵枢·忧恚无言》篇所曰："口唇者，音声之扇也；舌者，音声之机也；悬雍垂者，音声之关也。"《类经》二十一卷《卒然失音之刺》曰："唇启则声扬，故谓之扇""舌动则音生，故谓之机"。倘如舌、腭、唇、齿受邪而病，则可致构语障碍，语言不清，甚或失语等。尤其是舌的病变更易导致语言障碍。犹如《济生方·口齿门·舌论治》所曰："风寒中之，则舌强而不能言；壅热攻之，则舌肿而不能语。"

4. 辨五味

辨五味，是指口舌有辨别各种味觉的功能。《素问·阴阳应象大论》篇曰："心气通于舌，心和则舌能知五味矣。"《证治准绳·杂病》第八册《舌》亦曰："舌主尝五味，以荣养于身。"故口辨五味主要是由舌来完成的。其次，软腭、咽前柱、咽底、会厌后部等亦有一定的辨别味觉作用。舌辨五味以舌尖、舌侧、舌体后部为主，而舌体不同的部位对于味觉的辨别能力亦有所不同。如舌尖部对甜味、咸味最敏感；舌侧对酸味最敏感；舌根对苦味最敏感。此外，口腔内肌膜亦有调和味觉的作用，从而使口内产生各种不同的味觉感受，如辛辣感、清凉感、麻木感等。

口辨五味受脏腑功能的支配与影响。脏腑调和，则口辨别五味灵敏。倘若脏腑功能失调，则可致口辨别五味异常，并可出现各种不同的异常口味等。如《杂病源流犀烛》卷二十三《口齿唇舌病源流》曰："肝热则口酸，肝乘脾亦口酸""心热则口苦""肝移热于胆亦口苦""脾热则口甘或臭""胃热亦口甘，若虚则口淡""肺热则口辛""肾热则口咸"等。

（二）口腔的生理功能与脏腑关系

口主要有进水谷、司咀嚼、咽饮食，泌津液、助化食，构语言、宏声音、辨五味等生理功能。这些生理功能的产生与发挥与脏腑亦有着密切的关系，脏腑可以说是口窍诸生理功能产生的本源。脏腑功能协调，则口窍功能和利，发挥如常；脏腑功能失调，则易致口窍功能失和而病。兹就脏腑与口窍的关系介绍如下。

1.进水谷、司咀嚼、咽饮食与脏腑的关系

进水谷、司咀嚼、咽饮食主要与脾胃、肾、心的关系较为密切。因脾主口、主唇，开窍于口，胃为水谷之海，脾胃又有受纳、运化水谷之能，脾胃受纳、运化功能强盛，则口思饮食；肾主骨，齿为骨之余；肾又主齿，肾精充盛，滋养于骨，营养于齿，则牙齿坚固而能磨谷；心主舌，舌为心之

苗，心血、心气滋养于舌，则舌体运动灵活，使舌随食动，搅拌饮食，并使食团后嚥入咽等。因此，脾胃、肾、心功能协调，使口唇、齿、舌相互配合，相互为用，共同完成进水谷、司咀嚼、咽饮食的生理功能。倘若脾胃、肾、心功能失调，或脏腑虚弱，口齿唇舌失养，则易致其功能失常，而影响其进水谷、司咀嚼、咽饮食生理功能的发挥。若脾胃蕴热、心脾积热，上蒸口舌唇龈，使口舌唇龈红肿溃烂，或肾精亏虚，牙齿失养，使齿豁牙动等，则皆能使口之进水谷、磨谷食、咽饮食受制而失用等。

2. 泌津液、助化食与脏腑的关系

泌津液、助化食主要与脾胃、肾、心的关系较为密切。因泌津液主要是由舌下金津、玉液所为，而脾脉通于舌下，胃脉通于承浆，承浆与舌下金津、玉液相连；心主舌，其脉络舌本；肾主唾，金津、玉液通于肾经，故脾胃、心、肾功能协调，津液上承，则舌下金津、玉液分泌旺盛而能协助化谷消食。倘若脾胃虚弱，运化失常，或心肾阴液不足，阴津不能上承，则皆能致金津、玉液泌津不足，从而使助化谷食功能减弱等。若心脾积热，上蒸于舌，而致发舌肿、重舌等，使穴道受阻，泌津不出，或热迫穴道，败津外泄，热涎外溢，则皆能影响其化谷消食之功能的发挥。

3. 构语言、宏声音与脏腑的关系

构语言、宏声音主要与心、肝的关系较为密切。因心藏神，主舌，舌为语言之机，心神使于舌，使舌随心动，和声而构语；肝藏血，主疏泄，其脉络舌，而能助舌构语。故心肝协调，神清主明，气机调畅，舌动灵活，随气和声，则能

构语。倘若心肝失调，气机不畅，舌机不灵；或心肝积热，上蒸于舌，使舌肿碍动；或热闭心神，神浊失持，神不使舌；或肝风内动，筋脉拘挛，舌机失灵等，则皆能致舌之构语障碍，使声出不畅。

4. 辨五味与脏腑的关系

五味分别归属于五脏，故口舌辨别五味与五脏六腑皆有关联，但其中与心、脾二脏的关系最为密切。因心主舌，心气通于舌，心和则舌能辨五味矣；脾主口，其气通于口，脾和则口能知五谷矣。故心脾两脏协调，气血充足，滋养于口舌，则口舌辨知五味灵敏。倘若心脾积热，上蒸口舌，致口舌生疮，或心脾气血不足，口舌失养，则皆能致使口舌辨别五味异常等。

三、口腔的生理特性

口居人体上部之头面，为清阳之气上通之处，其窍属阳；口纳水谷，其窍应脾，五行属土，而唇、龈、颊俱属中土，故口属阳土之窍。阳窍则喜温而恶寒，喜清而恶浊；土性则喜润而恶燥，故口有喜温、喜清、喜润之生理特性。温、清、润则口窍和利，纳谷化食，构语宏声；寒、浊、燥则口窍失和，干涩肿滞，语言謇涩等。

舌居口内，应心属火。阳火之体，以动为用。舌火置于口之土中，受土之静养，使其动中有静，动静相宜，当静则静，当动则动，从而使舌能构语、辨味等。舌属阳火之体，亦有着喜温恶寒、喜清恶浊、喜润恶燥的生理特性。而舌火居于口土之中，火土相生，火升土静，以和为贵。和则舌能知味，口能纳谷；口舌和利，则味馨谷香，语言清亮。

牙居龈中，应肾属水；龈裹齿外，应胃属土。水、土俱有喜静厌动之特性，均以静为用。静则龈肉丰腴，牙坚齿固，龈齿相亲，磨谷有力；动则龈萎肉缩，牙豁齿落，龈齿相离，磨谷无力等。

总之，口窍有喜温、喜清、喜润的生理特性，而口内之舌、齿、龈、颊、唇等组织则以和为用，故温、清、润、和则是口腔诸组织的共同生理特性。反之则易病矣。

四、口腔与经络关系

口为脏腑之门户，通过经络的连属作用使口与五脏六腑密切相连。脏腑之气血精微通过经脉上注于口齿唇舌，使口齿唇舌得其所养而发挥其纳谷辨味、磨谷构语的生理功能。正如《灵枢·邪气脏腑病形》篇所曰："十二经脉，三百六十五络，其血气皆上于面而走空窍……其浊气出于胃，走唇舌而为味，其气之津液，皆上熏于面。"当五脏六腑功能失调，虚实寒热之气亦可通过经络而影响于口齿唇舌，从而使口齿唇舌受害而为病。因此，经络与口亦有着密切的关系。循行于口的经脉主要有以下几种。

1. 足阳明胃经

其经脉循行至上齿、口唇等。如《灵枢·经脉》篇曰："胃足阳明之脉，起于鼻之交頞中，旁纳太阳之脉，下循鼻外，入上齿中，还出挟口还唇，下交承浆，却循颐后下廉，出大迎，循颊车……"《中医基础理论·经络·经别》曰："足阳明经别……沿食道浅出口腔。"又曰："足阳明经筋……上颈部，挟口旁，会合于鼻旁。"

2. 手阳明大肠经

其经脉循行至下齿、面颊、下颌等处。如《灵枢·经脉》篇曰："大肠手阳明之脉……其支者，从缺盆上颈贯颊，入下齿中，还出挟口，交人中，左之右，右之左，上挟鼻孔……是动则病齿痛，颈肿。"《中医基础理论·经络·经别经筋》曰："手阳明经筋……上面颊。""手阳明之别络……上行之下颌角，遍布于牙齿。"

3. 足太阴脾经

其经脉循行至舌本、舌下，贯于舌中，荣于唇。如《灵枢·经脉》篇曰："脾足太阴之脉，上膈挟咽，连舌本，散舌下。是动则病舌本强……舌本痛。"又曰："足太阴气绝者，则脉不荣肌肉，唇舌者，肌肉之本也，脉不荣则肌肉软，肌肉软则舌萎人中满，人中满则唇反，唇反者肉先死"，由此说明了足太阴脾经与唇的生理病理关系等。《中医基础理论·经络·经别》曰："足太阴经别……向上结于咽，贯通舌中。"

4. 足少阴肾经

其经脉循行至舌本。《灵枢·经脉》篇曰："肾足少阴之脉……其直者，从肾上贯肝膈，入肺中，循喉咙，挟舌本……是主肾所生病者，口热舌干，咽肿上气，嗌干及痛。"《中医基础理论·经络·经别》曰："足少阴经别……系舌根，再浅出于项部。"

5. 手少阴心经

其经脉循行至舌本、面部。如《灵枢·经脉》篇曰："手少阴之别……循经入于心中，系舌本，属目系。其实则支膈，虚则不能言。"《灵枢·经别》篇曰："手少阴之正……上走喉咙，出于面。"

6. 手太阳小肠经

其经脉循行至面颊、下颌。《中医基础理论·经络·经别别络经筋》曰："分支：从缺盆出，沿颈部上行到面颊部，至目外眦后，折入耳中。"另一支"从面颊分出，斜向目眶下缘直达鼻根部""手太阳经筋……直行者，出耳上，向下结于下颌，上方连属目外眦。还有一条支筋从额部分出，上下颌角部……"。

7. 足太阳膀胱经

其经筋结舌本。如《灵枢·经筋》篇曰："足太阳之筋……其支者，别入结于舌本。"

8. 足厥阴肝经

其经络舌本，循唇内，环口唇。如《灵枢·经脉》篇曰："肝足厥阴之脉……其支者，从目系下颊里，环唇内。"又曰："厥阴者，肝脉也。肝者，筋之合也，筋者，聚于阴气而脉络于舌本也。故脉弗荣则筋急，筋急则引舌与卵，故唇青舌卷卵缩，则筋先死。"由此说明了肝经异常所致之唇舌病变等。

9. 足少阳胆经

其经脉行于颊部、下颌部。如《中医基础理论·经络·十二经脉》曰："足少阳胆经：分支，从目外眦分出，下行之下颌部的大迎穴处，同手少阳经分布于面颊部的支脉相合，复行至目眶下，再向下经过下颌角部（颊车穴），下行到颈部。"

10. 手少阳三焦经

其经脉循行至颊部。如《灵枢·经脉》篇曰："三焦手少阳之脉……出耳上角，以屈下颊至䪼，其支者……交颊，至目锐眦……是主气所生病者，汗出，目锐眦痛，颊痛。"

11. 督脉

其脉循行至上唇部。如《中医基础理论·经络·奇经八脉》曰："经头顶，额部，鼻部，上唇，到上唇系带（龈交）处。"

12. 任脉

其脉循行至面颊，环行于口唇。如《中医基础理论·经络·奇经八脉》曰任脉"上行至下颌部，环绕口唇，沿面颊，分行至目眶下"。

13. 冲脉

其脉环绕口唇。

14. 阳跷脉

经肩部，颈外侧，上挟口唇，到达目内眦。

从以上经脉循行的情况可以看出，口齿唇舌与阳明经、太阴经、少阴经的关系较为密切，当其经脉壅滞，气血不畅时，则口唇齿舌易于受病矣。

第三章 口腔疾病的中医诊断

第一节 口腔疾病中医四诊

一、望诊

望诊是诊断口腔疾病的重要方法之一。由于口腔部位表浅，在自然光线下一般即可完成望视过程，故对口腔部位的望诊一般不需用特殊器具。对于和颊面较贴近的部位如上下齿龈与龈沟等较隐秘的部位，可用压舌板拨开唇、颊肌膜进行望视等。若自然光线不足，亦可配合光源照明进行望诊。

对口腔部位的望诊内容主要有望颌面、望口唇、望齿龈、望舌体、望口腔肌膜等。

（一）望颌面

望颌面主要是对口腔周围的颌面部、腮部、下颌部等进行望视。望诊时应注意两侧颌面是否对称，有无偏斜、红肿或肿胀、肿块、隆起、畸形、创伤、瘀斑等，腮部、下颌及颌下有无红肿或肿胀等。

若颜面部肿胀，潮红或皮色不变，乍肿乍落，发无定时者，多为风邪或风合湿邪侵袭颜面，发为面游风；颜面部肌肤抽搐，疼痛剧烈，紧眉咬唇，卒发卒止，皮色不变，或有皮肤潮红者，多为风寒、风热袭面，瘀血阻络，火热上攻颜面，或气血亏虚，面肌失养所致之面痛；若颜面起有红斑，水肿，边界清晰，表面光亮，灼热疼痛者，多为风火热毒，上攻颜面，发为颜面丹毒。

腮颊部肿胀，数日波及对侧，或两侧腮颊同时肿胀，皮色不变，肤紧发亮，表面灼热者，多为外感风温时毒，发为痄腮。

若颌下红肿疼痛，甚或肿及颈部，口内舌体活动受限，言语或吞咽困难者，多为火热炽盛，侵及口底、颌下，壅遏气血，腐灼肌肉，发为颌下痈。

颜面部局限性隆起，畸形，发硬，皮色大多如常，应注意口腔颌面部癌瘤，或为鼻腔、鼻窦癌瘤侵及面部周围组织所致。

（二）望口唇

望口唇主要应注意口唇色泽、形态有无异常，是否有红肿、皲裂、溃烂、渗液、结痂、脱屑，口角是否肿裂、溃烂等。

正常口唇颜色淡红润泽，厚薄适中，唇吻界限清晰。若唇部色红肿胀，日久破溃、流水，或干燥、皲裂、起白屑，日久不愈者，多为胃经风火，上蒸口唇，或脾虚血燥，口唇失养，发为唇风。若唇肿而不时瞤动，则属风火相煽，风盛扰唇。犹如《医宗金鉴·外科心法要诀·唇部》唇风所曰："此证多生下唇，由阳明胃经风火凝结而成。初期发痒，色红作肿，日久破溃流水，疼如火燎，又似无皮，如风盛则唇不时瞤动。"

如唇部局限性肿起，稍高出皮肤或唇黏膜，色鲜红或紫红，亦或呈淡蓝色、暗蓝色，界限清晰者，多为心脾积热，留滞口唇，或气血瘀滞，寒凝唇部，而发为唇血瘤。若唇部肿硬，状似蚕茧，逐渐增大，表皮干燥、皲裂，或溃烂者，多为痰浊、火毒、瘀血留结唇部，聚而不散，发为茧唇。

口角涎水常流，口周皮肤潮红、糜烂、起红疹、经久不愈者，多为脾胃不和，湿热上蒸，或脾胃虚弱，寒湿上泛于口，而发为滞颐。若老年人口角流涎，清稀无味，唇周皮色淡白，形寒神疲者，多属肾阳虚衰，或脾肾阳虚，津液不固等。

口角色白而肿，状似燕口，溃烂、皲裂、结痂者，多为脾胃积热，或湿热上蒸，侵蚀口角，而发为燕口疮。

（三）望齿龈

望齿龈，即望牙齿与龈肉。望诊时，应注意牙齿有无缺失，牙齿的色泽有无异常，是否有龋洞，及龋洞深浅、大小，牙齿的咬合关系是否对称，牙间隙有无疏豁，牙根有无暴露等。望龈肉时，应注意龈肉的色泽、形态有无异常，有无红肿、溃烂、溢脓、出血、瘘管、萎缩、增生及牙周袋等。

1. 望牙齿

正常牙齿洁白如玉，表面光亮润泽，排列有序，齿间紧密少隙。若牙齿色黄浊如土，牙体腐蚀成凹者，多为湿热侵蚀牙体，齿蚀成龋；牙齿乏泽，齿间露隙，牙齿稀疏，牙根外露者，多为肾精或肾阴亏虚，牙齿失养等。

2. 望龈肉

正常龈肉淡红润泽，紧抱牙床。若龈肉红肿、溃烂、溢脓、出血，多为风热、火热上蒸，腐灼龈肉；龈肉淡红、溃烂、萎缩、渗血，或溢脓稀薄，日久不愈，多属气血不足，邪滞不去；龈肉色红、萎缩，或溃烂、渗血、牙根暴露、经久不愈，多属肾阴亏虚，虚火上炎，灼伤龈肉；若牙龈红肿、溃烂生腐，表面腐物灰黄，龈肉坏死，牙齿脱落，多为风热、湿热灼龈，发为牙疳等。

（四）望舌体

望舌体除了根据舌质、舌苔的变化对全身疾病以及耳鼻咽喉口腔疾病的寒热虚实进行诊辨外，在舌体局部疾病的变化方面主要应观望舌体的形态、胖瘦，有无红肿、溃烂，以及溃烂的部位、范围的大小、形态、表面有无假膜、周围有无红肿等，舌体表面有无裂沟，舌苔的分布是否均匀，有无花剥，舌体局部有无肿块，以及肿块的大小、颜色、范围，舌系带的长短等。

舌体瘦小，舌面色红，舌苔变薄或无苔，舌面干燥少津，多为阴津亏虚，或气血不足，舌体失养，而发为舌痿；若舌体溃烂，呈圆形或椭圆形，周围色白或黄，界限分明，部位不定，时发时止，多为火热、湿热上蒸，腐灼舌体发为舌烂；舌体表面有纵横交错之裂沟，或舌背正中沟裂，多为火热或虚火上炎，灼蚀舌面，而成舌裂；舌体周边或下方有紫红、暗红肿物，凹凸不平，不溃烂，多属气血瘀阻，结滞舌体，发为舌血瘤等。

（五）望口腔肌膜

口腔肌膜包含范围较广，凡唇、龈、颊、舌、腭等部位之肌膜均属其范畴。因此，望口腔肌膜，除了以上所述望口唇、望齿龈、望舌体等内容外，重点是观望颊、龈、腭、唇内等处的肌膜有无红肿、溃烂等。

口腔肌膜溃烂广泛，色白如粥，或状似凝乳，略高出肌膜，边界清晰，多为心脾积热，或膀胱湿热上泛，发为鹅口疮；口腔肌膜溃烂，如米如豆，形圆或椭圆，中央凹陷，覆有黄色假膜，周围色红，时发时止，发无定处，多为心脾积热，或阴虚火旺、阳虚湿泛，发为口疮；口腔溃烂如弹坑状，周围暗红肿胀，经久不愈，多为脾虚湿困，或气血瘀滞，发为挖眼疳；口腔上腭或悬雍垂处悬一红色或紫色血疱，多为心脾胃积热，上蒸于口，发为飞扬喉等。

口腔肌膜溃烂，数目多，表面色黄，周围红肿，多属实证、热证，每由心、脾、胃、膀胱火热或湿热上蒸所致；口腔肌膜溃烂，数目少，表面色白，周围不红微肿，多属虚证、寒证，每由脾胃气虚，或脾肾阳虚，湿浊上泛所致；口腔肌膜溃烂，数目较少，表面色黄或灰黄，周围微红微肿，时发时止，经久不愈，多为虚证、热证，每由心、肾、胃阴虚，虚火上炎而致。

二、闻诊

口腔科闻诊主要有闻口腔气味、闻语言等。

（一）闻口腔气味

正常人口腔中无异常气味。若患者就诊时，说话时从口腔发出异常气味者则多属于病态。口腔异常气味除了口腔疾病本身可以导致外，全身脏腑疾病亦可导致口内出现异常气味。本节仅就与口腔疾病有关的一些闻诊内容加以介绍。同时，闻口腔气味应与问诊相结合，此一并加以介绍。

口腔内发出的异常气味主要是口臭味。常见疾病主要有龋齿、牙宣、牙疳、鹅口疮、骨槽风、口内癌肿等。一般而言，口内有酸臭味，多由口内不洁，或龋齿之龋洞内积留有腐败性食物残渣所致；口内腐臭，多由龋蚀过深，腐及牙髓，或由口腔内癌肿溃烂、牙疳腐烂，及骨槽风所致；口气发甜或甜中带臭，多见于鹅口疮；口气腥臭，多由牙宣之牙周袋内腐物，或牙龂败血生腐，及癌肿血肉腐败所致。

口臭的辨证，一般多属于热证，每由五脏六腑功能失调，气热上冲所致。正如《诸病源候论》卷之三十《唇口病诸候》所云："口臭者，由五脏六腑不调，气上胸膈。然脏腑气臊腐不同，蕴积胸膈之间，而生于热，冲发于口，故令臭也。"一般而言，口气发臭，或腐臭、腥臭者多属于火证、热证，但有虚实之异。新病伴有口臭多属实火，每由脾胃积热、心火上炎所致；久病伴有口臭者多属虚火，每由心肾阴虚、虚火上炎所致；口气酸臭，或发甜、甜臭者多属实证，每由湿热上蒸所致。

口臭虽多属热证，但亦有非热之异者，尤其是由非口腔疾病所致者更是如此。正如《景岳全书》卷二十六《杂证谟·口舌》所曰："口臭虽由胃火，而亦有非火之异。盖胃火之臭，其气浊秽，亦必兼口热口干，及别有阳明火证者是也。若无火脉火证而臭如馊腐，或如酸胖，及胃口吞酸，饮食嗳滞等证，亦犹阴湿留垢之臭，自与热臭者不同。是必思虑不遂，及脾弱不能化食者多有之。此则一为阳证，宜清胃火，一为阴证，宜调补心脾。不得谓臭必皆热，以致生他病也。"因此，无论是对口腔疾病所致之口臭，还是对全身脏腑疾患所致之口臭的辨证，要结合问诊、望诊，在全面了解病情的基础上，方能正确辨明其寒热虚实之异。

（二）闻语言

口腔是构成语言的主要器官。闻语言即是根据语言的变化而辨别口腔疾病的一种诊病方法。语言的变化与舌体、上腭、颊、下颌关节等的运动有着密切的关系，故凡这些部位的病变均可对语言产生一定的影响。

闻语言，应注意语速、语音、语调等方面的变化。如语速变慢，语音含糊不清，如口含物，语调变低，则多见于口内痈肿、重舌、舌下痰包以及口内癌、瘤等妨碍构语所致。此外，咽部痈肿亦可因其疼痛，或妨碍软腭运动等而出现语言含糊，如口含物的现象，临证亦当注意辨别。

中医学中一般将舌体运动失常或失灵所导致的语言障碍，语音含糊，或不能言语者，称为舌暗，或舌謇。其病既可因舌体本身病变所致，亦可因中风，伤及舌络而成，临证自当详辨。

语言謇吃，又称口吃，亦属构语障碍的一种特殊表现，多见于性情急躁，禀性刚烈，刚柔失和之人。正如《诸病源候论》卷之三十《唇口病诸候》中謇吃候所曰："人之五脏六腑，禀四时五行之气，阴阳相扶，刚柔相生。若阴阳和平，血气调适，则言语无滞，吐纳应机。若阴阳之气不和，脏腑之气不足，而生謇吃。此因禀性有阙，非针药所疗治也。"

三、问诊

口腔科问诊除了问明一般情况、主要痛苦、发病时间、病程长短、现病史及发病过程、引起疾病发生的原因及诱因、治疗经过与疗效、既往病史、生活习惯及嗜好、家族史等情况外，问诊的内容主要有问疼痛、问口味、问出血、问溢脓等。

（一）问疼痛

口腔疾病引起的疼痛以牙痛为多，其次是口腔内肌膜红肿、溃烂、口疮、肿瘤等引起的疼痛。对于口腔内疼痛的问诊，主要应问清疼痛的性质、程度，喜恶冷热，疼痛的时间、部位，引起疼痛的原因或诱因等。

对于口腔疾病所致疼痛的辨证，应结合望诊进行。就其疼痛本身而言，无论何种疾病引发的疼痛，相同性质的疼痛其致病病邪亦基本相同或相似，如灼痛多属火热，冷痛多属寒湿；疼痛得热则减多属寒，得冷则减多属热；胀痛多属气滞，刺痛多属血瘀；痒痛多属风、燥、湿、血虚，酸痛多属湿、属虚。从疼痛的程度来辨，疼痛剧烈，甚或难忍，多属实证；疼痛轻微，或绵绵不休，或虚浮作痛，或时发时止，多属虚证。从疼痛的时间来辨，一般上午疼痛多属火热，或阳虚；下午或夜间疼痛，多属湿热、瘀血，或阴虚火旺等。

牙齿平时无痛，咬物则痛，多见于牙体、牙周或牙根尖组织疾病，每由牙痛、牙瘘、牙宣齼等疾病所致。牙齿遇酸、热、冷等刺激则痛，多由齼、龋齿等疾病所致。

（二）问口味、口干

口味的变化既是全身疾病的反映，亦是口腔疾病的一种表现。因此，对于口味的变化主要应问明口味变化的性质、时间、病程、与口腔疾病的关系，以及伴随症状等。

一般而言，口味变化以晨起最为明显。对于口腔疾病而言，口味的变化大多具有明显的局部病灶，故对口腔疾病所致的口味变化亦应结合望诊进行辨证。口味的变化主要表现有口苦、口臭、口酸、口淡、口甜、口咸等，其辨证意义一般与全身疾病的辨证意义类似，如口苦者属热、属火，多由心火、肝胆火热上炎所致；口苦而黏腻者多属湿热；口臭者多属胃热，或由口腔肌膜溃烂、痈脓、肿瘤所致；口酸者多属肝热犯胃，或伤食，及口腔内不洁，或见于腮腺疾病等；口淡者属虚，多由脾胃虚弱所致；口甜（口甘）者多属湿、属痰；口咸者多属肾虚等。

口干是患者的一种自觉症状。同口味的变化一样，口干既是全身疾病的症状，又是口腔某些疾病的表现，故问诊时，应注意问明口干的程度，时间的长短，是否有口渴，喜恶饮水，以及伴随症状等。对于口腔疾病而言，口干多见于口干症、狐惑病、牙宣等疾病。其病因多由风、燥、火热病邪所致。口干亦有虚实的不同，临证应结合伴随症状及舌、脉象而辨。

（三）问齿衄、舌衄

齿衄，又称牙衄，是指齿缝间出血。舌衄，是指舌体出血。对于齿衄、舌衄主要应问明衄血的时间、病程、出血量多少以及伴随症状等。

《血证论》卷二《齿衄》曰："齿虽属肾，而满口之中，皆属于胃……故凡衄血，皆是胃火上炎，血随火动。"但胃火所致齿衄，亦有虚实的不同。一般而言，胃中实火致衄，则衄血发病急，病程短，衄血量多鲜红，多伴有牙龈红肿、口渴口臭、便秘等；胃中虚火致衄，则衄血发病缓，病程长，衄血量少，色淡或鲜，多伴有牙龈溃烂或萎缩、口干等。正如《血证论》卷二《齿衄》所曰："胃中实火，口渴，龈肿，发热，便闭，脉洪数"，又曰："胃中虚火，口燥，龈糜烂，其脉细数"。除胃火以外，肾阴虚、虚火上炎，亦可导致齿衄。但其衄血量少，多为齿缝渗血，且病程长，易缠绵不愈，多伴有齿豁、龈萎等。犹如《血证论》卷二《齿衄》所曰："亦有肾虚火旺，齿豁，血渗，以及睡则流血，醒则血止者，皆阴虚血不藏之故。"

舌衄每与舌肿同时并见，多由心、胃、肝火热上炎所致，其中心火上炎是其主要致病因素。《血证论》卷二《舌衄》曰："舌乃心之苗……舌衄，皆是心火亢盛，血为热逼而渗出也。"又曰："夫舌虽为心之苗，然口乃胃之门户，舌在口中，胃火熏之，亦能出血……舌本乃肝脉所络，舌下渗血，肝之邪热。"故舌衄伴有舌肿、心烦口苦者，则多属心火；舌衄伴有口臭、便秘者，则多属胃火；舌衄伴有舌边肿烂、急躁易怒者，则多属肝火等。

四、切诊

口腔科切诊主要包括用手指或器械切按口腔肌膜、牙龈、舌体、口底及颌下等，用探针触探龋齿、牙周袋及瘘道，用口镜或镊子柄端垂直轻叩牙体切缘或𬌗面，或向侧方轻叩牙齿的颊面、舌面等几个方面。

（一）切按口腔肌膜

切按口腔肌膜包括切按口腔颊、舌、龈、口底等处的肌膜组织。切按时应注意有无肿块或肿物、肿物的软硬、范围、形状、与周围组织的关系等，牙龈有无压痛、溢脓或波动感。若口底舌下有圆形或卵圆形肿物，按之质软，无痛者，多为痰湿结聚，发为痰包。舌下红肿凸起，形似小舌，或连贯而生，形似莲花，甚或肿至颌下，按之质硬疼痛者，多为心脾积热，上蒸口舌，发为重舌；若牙龈表面有溃口，按之溢脓，用探针触探溃口深及牙根者，多为邪毒留滞，侵蚀肌膜而成牙瘘；若舌体或牙龈局部肿起如菌，溃烂，按之坚硬如岩者，应注意痰浊、火毒瘀结，发为舌菌或牙菌等。

（二）切按颌下、颌面

切按颌下主要应注意颌下有无肿胀、压痛，是否有臖核及臖核的大小、软硬、活动度，有无压痛或与组织粘连等。若颌下红肿疼痛，按之硬痛者，多为火热结聚，发为颌下痈。若颌下有臖核，活动压痛者，多属口腔牙齿疾病，邪毒走窜颌下所致；若臖核按之质硬、固定不动者，应注意是否为癌毒走窜颌下而致。

切按颌面应注意颌面及腮颊部有无肿胀、压痛，颞颌关节的活动情况、有无压痛等。若下颌部肿胀发硬、叩压疼痛，伴有牙齿松动、叩痛者，多为邪毒侵蚀牙槽骨，而发为骨槽风；若腮颊部肿胀，触之硬痛者，多为火热邪毒，或温毒侵及腮颊，发为发颐，或痄腮。

（三）触按（叩、探）牙体、龋齿

触按、叩、探牙体，应注意牙齿有无叩压痛及疼痛的程度、性质等。若牙齿有触按、叩压疼痛者，多为牙体、牙髓、牙周、颌骨疾病，如牙痛、牙痈、牙咬痈、牙宣、骨槽风等。若为龋齿，则应触探其深浅、大小以及有无触痛等。但在触探时，动作要轻巧柔和，以免引起患者疼痛或不安等。同时，对于牙齿的触按亦应注意其有无松动以及松动程度等。

第二节　口腔疾病症状辨证

一、辨疼痛

中医学认为，疼痛是由寒、热、虚、实、瘀、风、气、痰等多种因素所致。致病机制主要是经络阻滞，气机闭塞，运行不畅，"不通则痛"，此乃因实致痛；因气血不足，或阴精亏损，使脏腑器官经络失养，"不荣则痛"，此属因虚致痛。

进行辨证的时候须详细了解病史，疼痛的原因、部位、发作时间，疼痛的程度、性质与喜恶等，并结合其他临床表现做出诊断。疼痛的加重和减轻又可作为病势进退和治疗效果的标志。

1. 辨疼痛时间

（1）疼痛初起，多为外邪侵袭，伴红肿者为风热；肿轻不红者为风寒。

（2）病久，朝轻暮重多属阴虚、血虚；朝重暮轻多属阳虚、气虚。

（3）疼痛较重且持续不断为邪毒壅滞脉络、气血凝滞之实证，常见于口腔颌面部疔痈未溃之前。

（4）疼痛时轻时重或时痛时止为正虚邪滞，多见于阳虚或气虚者。

2. 辨疼痛性质

（1）胀痛：痛处拒按，多属气滞、实邪壅阻之证。

（2）重痛：有沉重之感，活动不利，多属湿邪困阻气机、气血被遏所致。

（3）刺痛：痛如针刺，痛有定处，多属瘀血阻滞或痰瘀阻络。

（4）灼痛：皮色红赤，遇热加重，得凉则减，多为热邪壅结，属火热实证或阴虚阳亢。

（5）冷痛：皮色不变，遇冷加重，得温则减，多为寒邪阻络，或阳气不足，气血失于温煦，属虚寒证。

（6）隐痛：疼痛轻微或绵绵作痛，或表现为遇劳加重，或痛处喜按，按则痛减，多为脏腑虚损、气血不足之证。

（7）裂痛：多见于唇及舌部干枯燥裂时，是因气候干燥，阴精耗损或精血亏虚，唇舌失养所致。

3. 辨疼痛程度

（1）疼痛剧烈：多属实热证，如心脾积热、火热上蒸；疼痛轻微多属虚火上炎。

（2）痛势缓和：持续较久，一般见于阴证初期，如骨槽风初期。

（3）痛剧而肿轻：为火热上攻，火重于湿。

（4）痛轻而肿甚：为实热熏蒸，湿重于热。

（5）疼痛骤然发作：多为热毒壅盛，火热结聚，常见于急性痛证。

4. 辨疼痛原因

（1）热：皮色焮红，灼热疼痛，遇冷则减。

（2）寒：皮色不红、不热，酸痛，得热则缓解。

（3）风：痛无定处，忽彼忽此，游走不定。

（4）气：攻痛无常，时感抽掣走窜。

（5）化脓：病势较急，痛无止时，如有鸡啄，按之中软应指。

（6）瘀血：初起隐痛，微胀，微热，色暗，继而青紫而胀痛。

二、辨红肿

口腔病症出现红肿实质上是局部血管扩张充血和组织水肿，可由多种因素引起，并常伴有疼痛。中医学认为乃经络阻滞、气血凝聚而成。

1. 辨红肿外形

（1）患处红肿高凸，呈局限性，多为实证、热证。肿势平坦，散漫不聚，边界不清，焮红不著，多为虚证、阴证。前者气血未衰，预后良好；后者气血不充，故痊愈较难。

（2）凡红肿在黏膜、浅表皮肉之间者，发病较快，并有易脓、易溃、易敛之特点，属阳证。凡红肿在颌面筋骨、肌肉之间者，发病较缓，有难脓、难溃、难愈之特点为阴证。

（3）漫肿宣浮，肿势迅速，不红不热或微红微热，痛轻痒重或麻木多为风邪所致。

2. 辨红肿色泽

（1）肿而鲜红，属实热之证。颊肿兼有齿痛为上焦风热，风火郁闭；若上牙龈红肿为胃经火热；下牙龈红肿为大肠蕴热；舌红而肿大多为心火上炎或肝脾有热，血热上逆，瘀滞脉络所致；齿龈微红，牙齿浮动，咬物时痛，或午后痛剧，属虚火之证；只肿而不红，属风寒或寒湿之证；红肿均甚属湿热证。

红肿色泽常因发病部位不同而有差别。部位表浅者，赤色为多；病变在颌面部筋骨之间者，初期时皮色多无改变。

（2）肿胀明显，呈红色或紫色，破后流血，多为热盛或瘀血所致，如飞扬喉。

（3）肿而光亮，不红，有时如水疱，破则流水或流黏液，多为痰湿，见于黏液腺囊肿和舌下腺囊肿（痰包）。

（4）口腔黏膜肿胀日久，色白质硬，为痰浊凝结；色暗红，质硬，多属阴毒积聚；肿胀不清，色转深红，为热毒壅盛，将化腐成脓。

三、辨出血

对于出血的患者要仔细询问病史，是否有肝病、血友病、血小板减少性紫癜、再生障碍性贫血等凝血机制障碍性疾病，必要时做血液学检查，进行有针对性的处理。在口腔内见到出血还要认真分辨出血部位是在口腔，还是鼻腔出血倒吸入口腔，或是来自肺、气管、上消化道的出血等。中医辨证多从以下几个方面着手。

1. 出血量多，色鲜，属实热证，常为脾胃火热上蒸；出血量少，色淡，属虚寒证，常为气血不足或脾虚不能摄血。

2. 口腔内出血多发生在齿龈和舌部，根据其发生的部位可推断其脏腑归属。舌衄常为心、脾、肝经之火郁血热妄行、溢于脉外所致。口腔黏膜下出血，多因脾胃积热，火热上攻，热伤血络，或因进食粗糙坚硬食物，不慎擦伤所致。

3. 齿龈出血，其色鲜红，势如泉涌，伴口臭、龈肿、便秘，多为足阳明胃经实热；牙龈腐烂出血，其色暗淡，渗流不已，属胃经虚火；齿衄点涌而出，血色暗淡，牙微痛而浮动，为足少阴肾经虚火。

四、辨溃烂

1. 溃烂呈黄浊，周围黏膜色红，多为心脾蕴热，火热上蒸；溃烂灰白或污浊，周围黏膜色淡，多为肾阴虚或心阴虚，属虚火上炎之证；腐烂底黄白，周围红肿伴腹满、口秽、便秘，舌苔黄腻，脉沉实有力者，为胃腑积热上蒸所致。

2. 溃烂数目较多或溃点大者，属实热证；溃烂数目较少或溃点小者，属虚寒证；溃点多而分散者，黏膜色红，多为风热邪毒侵袭之证；如伴肿胀，为膀胱及小肠火热。

3. 溃烂成大片，表面覆有白色腐物，如糜粥样，伴口唇糜烂流水等，多由膀胱湿热，或脾不化湿，湿热上蒸所致。

4. 溃烂反复发作，疡面色红或污浊，深浅不一，伴牙龈萎缩，牙根宣露，多属阴虚火旺。

5. 溃烂久不愈合，色淡白，遇劳则甚，多属气血不足或脾肾阳虚。

6. 唇舌破裂，色嫩红，或呈浅形裂缝，多为脾虚血少风燥之证。

7. 唇肿破裂糜烂，流水，亦属脾不化湿、湿热停聚之证。如有瘙痒是兼风，属风热湿邪所致。

8. 牙龈萎缩溃烂，牙根宣露，龈肉色淡红为阴虚火旺之证；若龈肉淡白溃烂，为气血亏损；若牙龈溃烂色鲜红，时有渗血，为火热邪毒侵犯所致。

五、辨溢脓

1. 脓多稠黄，有臭味，属实热证，多为脾胃火热蒸灼所致；脓稀，色淡，或乳白，臭味不明显，量少，淋沥不尽，属正虚不能胜邪，多属脾肾虚损、气血不足所致。

2. 脓液清稀如污水，腥秽恶臭，或夹有败絮样物，为气血衰竭，且有穿膜着骨之象，多为逆证，见于走马牙疳。

3. 脓色绿黑，质稀，色不鲜，多为蓄毒已久，有损伤筋骨之象，见于骨槽风。

4.脓液易排出，创面愈合快，是正气未衰之象；脓液难以清除，创面愈合慢，为体弱正虚、气血亏损的表现。

六、辨斑纹

斑是黏膜上局限性的颜色异常损害，其大小不等，一般不高出黏膜表面，不变厚，亦无硬结改变。斑的颜色常较周围正常黏膜为深，可呈红色、红棕色或棕黑色等。斑的外形有圆形、椭圆形和略呈线形等。

斑纹一般是黏膜过度角化或不全角化形成的。患者常自觉局部粗糙。斑纹的颜色可为白色或红色，形状可呈斑片状或块状，也可呈线形、网状、树枝状、环状或半环状。

1.皮肤或黏膜上呈褐色、暗褐色的线状或斑块状改变，可见于黏膜内血瘀日久不退、血络阻滞之证。另外，还可见于某些金属颗粒沉积，如银、铋、铅、汞等。吸烟过多者牙龈上可见褐色线条。

2.红斑压之褪色的多属血分有热，压之不褪色的多为气滞或血瘀；红而带紫为热毒炽盛，红斑稀疏的为热轻，密集的为热重；白斑多因气滞或血虚。

3.斑纹颜色鲜红，伴轻微疼痛，为热毒炽盛；斑纹色白，略高出黏膜表面，为痰浊困结口腔；斑纹暗灰色，扪及条索，质地坚韧，为瘀血阻络所致。

4.小儿口腔、舌上满布雪片，称为"鹅口疮"，是因先天胎热内蕴或口腔不洁，感受湿热秽浊之气上蒸于口所致；若见于成人则多属重病晚期。

七、辨皲裂

皲裂为黏膜或皮肤表面的线状裂口，由某些疾病或炎性浸润使组织失去弹性变脆而成。该病损的深浅不等，浅者仅限于黏膜上皮层，痊愈容易，不留瘢痕；若深达黏膜下层，能引起黏膜出血，灼热，愈合后留有瘢痕。

皲裂可见于唇风、沟裂舌、燕口疮等，多由血虚、气虚、血瘀、血热等因素引起，需结合全身症状辨别证型。

八、辨角化

指口腔黏膜、皮肤在病理情况下，出现过度角化或角化不良。

过度角化又称角化亢进，指黏膜或皮肤的角化层过度增厚，临床表现为黏膜局部呈乳白色或灰白色，增厚，粗糙，变硬。过度角化分为过度正角化和过度不全角化两种，前者细胞核消失，形成均质性嗜酸性染色角化物，伴有粒层增厚，且透明角质颗粒异常明显；后者胞核未分解消失，粒层增厚不明显。

角化不良又称错角化，为上皮的异常角化，是指在上皮棘层或基底层内个别或一群细胞发生角化。角化不良有两种情况：一种为良性角化不良；另一种为恶性角化不良，见于原位癌及鳞状细胞癌。

1. 角化黏膜周围充血，口腔黏膜病损红肿明显，多为热毒炽盛或阴虚内热，如慢性红斑狼疮的口腔黏膜病损。

2. 角化呈乳白或灰白色，表面粗糙，周围红肿不明显，多为气血两虚，见于口腔扁平苔藓。

九、辨口臭

口臭可由局部或全身各种因素引起。口腔疾病主要有龋齿、口疮、口糜、牙周炎等。

1. 如闻腥臭味，口腔内多有化脓性病灶。

2. 气味腐臭难闻，多属气血虚弱，毒邪凝聚，伤络败肉之见证，常见于口腔肿瘤溃后或走马牙疳。

3. 出气秽恶热臭，流涎臭，病程短者，多属实热火毒或肺胃积热上蒸。

4. 顽固性口臭为久病中焦瘀滞。

5. 口气酸臭为中焦有宿食，食停不化而致。

6. 嗜烟者常有烟臭；饮酒者常有酒气之口臭；进食葱、韭菜、蒜等均可出现辛臭味。

7. 糖尿病酮症酸中毒患者口中可发出烂苹果味；尿毒症患者口中呼出气体有尿臭味；此外，咯吐脓血可使口腔有腥臭味。

十、辨口干

口干既是全身疾病的症状，又是口腔某些疾病的表现。它是患者的一种自觉症状，有时患者诉口干，但客观检查却并无口干的征象。辨证之前需详细问诊，辨其欲饮与否，饮多与少，喜热喜凉，结合全身表现、参合脉证舌象而分析。

引起口干的原因很多，有寒、热、虚、实之分。但是多与阴虚、血虚、津亏、火、燥等因素有关。口干与阴液缺少密不可分，其原因可由于失血、失液、大汗、久病耗伤津血，以致阴津不足；亦可因火热燥邪伤阴，间接损伤阴液。此外亦可由气虚脾虚运化失司，阴液不能敷布全身而致。所以热邪伤阴、津液耗损或气化不行、津液不升都可造成口干。因此，口干与心、肾、脾、胃、肝及肺等均有联系。内因如摄入或生成不足，饮食失调，劳倦内伤脏腑，导致脾胃虚弱，阴寒凝滞，水湿停阻，脾虚不运，使津液生化不足；或津液耗损过甚，呕吐泄泻、自汗尿频、慢性失血等，使津液内消外泄，脾虚内热，阴不敛阳。外因如外感火热燥邪，直接灼伤津液或导致津液外泄，甚至误汗、误下，或多用辛燥火热之品等。因此，口干的治疗，当随其证因而治之，而不仅仅是滋阴增液而已。

十一、辨口渴

口渴病症很多，临证应辨其欲饮与否，饮多与少，喜热喜凉，并参合脉证舌象分析。口渴多与失液伤津，或阴津不足有关。如大泻之后、大汗之后、大劳之后、大病之后、新产失血之后、痈疽溃破，或过食咸食皆可导致口渴，说明津、血大量丢失、亏损，作渴以补其液。脾胃虚损，运化失健，而不能敷布津液，因而作渴。

十二、辨舌苔

1. 厚苔

主胃肠宿食或痰浊停滞。

2. 燥苔

舌苔表面干燥，扪之无津属于燥苔，主热盛伤津、阴液亏损。

3. 腻腐苔

主湿浊、痰饮、食积。胎质颗粒粗大疏松，如豆腐渣堆积于舌面，舌边与舌中皆厚，揩之可去腐苔，主食积胃肠，或痰浊内蕴。临床上还可以见到一种"霉腐苔"。舌上生糜点如饭粒，或满舌白糜，形如凝乳，甚则蔓延整个口腔，揩之可去，旋即复生。鹅口疮（雪口）属于此类，为湿热秽浊之邪所致，有时为胃体腐败之危象。

4. 剥脱苔

舌苔大片剥脱，边缘凸起，界限清楚，剥脱部位不固定，时有转移者，称为"地图舌"，主脾胃不和，也有先天性者。若舌苔剥脱殆尽，舌面光滑如镜者，称为"镜面舌"，主胃阴虚，重者则提示体内津液亏损，病情深重。

5. 白苔白腻苔

多因湿浊、痰饮或食积所致。苔厚白而干者，常为痰浊上泛，热伤津液。若见白腐苔，主痰浊内停，湿浊蕴积。

6. 黄苔

主里证、热证。如白苔中兼黄苔，是外感表证化热入里的表现。淡黄为热轻，深黄为热重，焦黄为热结，苔色越黄，邪热愈重。

7. 灰黑苔

灰而稍白，为阳虚阴湿或痰饮阴邪积于中焦。如为灰黄，系湿浊痰饮化热及气血运行不畅之证。黑苔多属里证，为湿浊之邪入里化火、内热炽盛之证。

十三、辨脉象

疾病是一个多因素的复杂过程，正邪斗争不断发生变化，因此，脉象亦可随之改变。口腔疾病常见脉象主病辨析如下。

1. 浮数脉

主外感风热邪毒。口疮、唇风、白塞病、扁平苔藓、急性疱疹性口炎、感染性口炎等可见此脉象。

2. 沉迟脉

主里寒证。黑毛舌症可见此脉象。

3. 沉弦脉

主肝郁气滞或水湿内停。盘状红斑狼疮、面痛（三叉神经痛）、扁平苔藓等可见此脉象。

4. 沉细数脉

主阴虚内热或血虚。天疱疮、口疮、多形性红斑、日光性唇炎等可见此脉象。

5. 细数脉

主久病阴虚，虚热内生，虚火上炎。干燥综合征、口疮、扁平苔藓等可出现此脉象。

6. 弦数脉

主肝郁化火或肝胆湿热，肝阳上亢。白塞病、干燥综合征等可有此脉象。

7. 滑数脉

主痰热、湿热或食积内热。口腔黏膜白斑、单纯疱疹、带状疱疹、唇风、口疮、口炎、念珠菌感染、天疱疮等可出现此脉象。

8. 洪数脉

主气分热盛，多见于邪实之证。血管神经性水肿、过敏性唇炎、口疮、口糜等可见此脉象。

第四章　复发性口腔溃疡中医诊治

复发性口腔溃疡又名复发性阿弗他性口炎，为口腔黏膜最常见的疾病，发病率较高，属中医学"口疮"范畴。

一、中医病因病机

（一）古代病机学说

1. 热乘心脾学说：《诸病源候论》卷三十曰："手少阴，心之经也，心气通于舌；足太阴，脾之经也，脾气通于口。脏腑热盛，热乘心脾，气冲于口与舌，故令口舌生疮也。"明确指出热乘心脾为口疮的病机。

2. 阳虚学说：《圣济总录·口齿门》指出"元脏虚冷上冲"这一病理机制。

3. 虚火上炎学说：《丹溪心法·口齿）篇曰："口疮服凉药不愈者，因中焦土虚，且不能食，相火冲上无制。"提出了虚火口疮的病机，并指明不能用凉药治疗。《医宗金鉴》卷六十五也提出了心肾不交、虚火上炎可致口疮复发的理论。

4. 饮食不节，热毒上蒸学说：《焦氏喉科枕秘·口疮图》说："此证因劳碌、食火酒炙煿椒姜之物而起，小儿食肥甘，或胎受毒，或母病食热乳而生。"指出饮食不节和热毒是口疮复发的机制。

（二）现代病机认识

现代医家对于复发性口腔溃疡的病机认识基本一致。概而言之，主要有以下几种观点。

1. 心脾积热学说：多数学者认为，复发性口腔溃疡的成因多由心脾两经火热所致，外感风热或素禀心脾阳盛，或平时过食厚味、醇酒炙煿，热毒循经上行，熏蒸口舌而致本病。

2. 湿热郁火学说：复发性口腔溃疡以其反复发作、缠绵难愈为特征，与湿邪致病特点相吻合。常因湿热侵袭，或恣食厚味，湿浊内生，郁而化热，或情志不遂，思虑过度，复感湿热之邪，踞踬中焦所致。临床可分为脾胃湿热和肝胆湿热两证。

3. 脾肾阳虚学说：患者久服苦寒凉药，伐伤中土，以致元气不足，中阳不振，谷气下流，升降失调，或因长期被本病所累，"久病不已，穷必及肾"，命门火衰，蒸腾无力；或阴伤日久，阴损及阳，虚火上潜，因而有学者提出"复发性口腔溃疡并非都属热"之说。

4. 真阴亏损学说：本病初起以实热证为多，火热灼耗阴液，有学者认为此乃秋日燥金，刑杀之气损伤脾胃之阴，虚火上炎，腔窍受灼，肌膜失养，或热病、大病后期，真阴乏竭所致。亦有因本病迁延不愈，久则真阴亏损，肾水不足，难以济火，命门之火失去维系，导致相火妄动，浮游于上，循足少阴之脉，至咽喉而入口舌引起病变。或因肝失条达，气郁不畅，营阴暗耗，肾阴亏损，水不浮木，阴虚火升而病。

5. 瘀血阻络学说：有学者深入研究发现，本病尚有许多血瘀表现，如患处固定疼痛、周边暗红、舌质青紫、面色黧黑、口唇青紫等，从而进行血液流变学实验研究，结果发现有微循环障碍，血液处于高黏聚状态，血流不畅，甚至血流停滞瘀结，证明本病属瘀血证范畴，符合血栓形成性疾病的病理变化。

总之，复发性口腔溃疡的发病与脏腑失调有关，病有虚实寒热之异。实者，多起于心脾，以实热为多；虚者，多起于心脾肾，有虚火、虚寒之不同；然无论虚实寒热，皆以上腐口腔肌膜为病，故口腔局部病变是标，脏腑失调是本。

二、临床证候

1. 发病情况：任何年龄均可发病，无明显季节性和地域性。病程大多为 7~10 天，有自愈性，但易反复发作。

2. 病史：患者可有嗜烟酒、喜辛辣或有疲劳、睡眠不佳等诱因。

3. 口内灼痛：初期口腔溃疡处干涩刺痒不适，继则灼热疼痛，遇饮食、讲话等刺激时加重。

4. 口腔黏膜溃疡：以唇、颊、舌黏膜多见，牙龈边缘亦可发生。初起患处黏膜出现小红点，继而形成圆形溃疡，直径约 2~4mm，中央稍凹，表面覆以黄白色假膜，周边充血。溃疡数目不等，少则一个，多则数个。有自愈趋势，大约 7~10 天逐渐愈合，但易反复发作。发作周期长短不一，短则此愈彼起，迁延难愈，长则数月一发等。女性亦可在月经前后反复发生口腔溃疡。

5. 全身症状：可有心烦、急躁易怒或身倦乏力、睡眠不佳、便秘等。

三、中医诊断与鉴别诊断

（一）诊断依据

①口腔内局部灼痛不适；②口腔黏膜局限性溃疡，中央凹陷，周边充血；③病变反复发作。

（二）鉴别诊断

复发性口腔溃疡应与鹅口疮、口糜、狐惑病等作鉴别。

1. 鹅口疮：多见于婴幼儿，疼痛不明显，口腔黏膜生多个白点，不久融合，表面有丝绒状假膜，擦去后迅速复生。

2. 口糜：口内灼热疼痛明显，口腔溃烂量最多而溃烂面大，易融合成片，多有发热、周身不适等症状。一般不反复发作。

3. 狐惑病：本病始见于《伤寒杂病论》，是以口腔、眼、生殖器反复出现破溃病损，并伴有目赤成脓、皮肤结节等的疾病。该病病程较长，病势缠绵难愈，难以根治，甚者可侵及血管、神经，危及生命。

四、中医辨证施治

（一）古籍记载

《神农本草经》最早记载了治疗口疮的中药："香蒲，味甘平，主五脏，心下邪气，口中烂臭。"《备急千金方》卷六上收录治口疮方十几首，多为清热泻火之剂，有汤剂、丸剂、粉剂，包含内服法、含服、含漱、敷粉等多种方法，还指出："凡口疮及齿，禁油、面、酒、酱、酸、醋、咸、腻、干枣，瘥后仍慎之，若不久慎，寻手再发，发即难瘥。"已认识到了口疮的复发性及与饮食的关系。《太平圣惠方》载有治口舌疮方百余首，可见当时对口疮的治疗，已积累了丰富经验。明代《口齿类要》提出口疮治疗要按上、中、下三焦不同病机进行辨证论治，并特别指出："若概用寒冷，损伤生气，为害匪轻。"《寿世保元》卷六中记载用清胃泻火治脾气凝滞、风热为患之口疮，若属上焦虚热，用补中益气汤，属中焦虚寒，用附子理中汤，属下焦阴火用六味地黄丸，属火衰土虚用八味丸等等，按虚实寒热进行辨证施治，更完善了口疮治疗。清代《杂病源流犀烛》卷二十三记载："是脏腑之病，未尝不应诸口。凡口疮者，皆病之标也，治当难求其本。"强调治疗口疮必须治本。《石室秘录·口疮》曰："如人口舌生疮，法当用轻清之品，少少散之，无不立效，如小柴胡汤之方是也"，创从肝胆论治口疮之先河。

总之，对于口疮一病，古代医著所述，在辨证治疗中，多以"清火"为主，同时兼治本。

（二）现代辨证施治观点

现代有关口疮的辨证大多分为虚实两类，在具体分型上，现代各医家各抒已见。如《口腔病防治学》将虚证口疮分成阴虚火旺型和脾虚湿困型，治用六味地黄汤、育阴清热汤和参苓白术丸、补中益气汤。将实证口疮分成脾胃伏火和肺胃热壅两型，治以凉膈散、玉女煎和银翘散、五味消毒饮。有学者把口疮分作四型辨证施治，即阴虚型、脾虚型、肺胃实热型、冲任蕴热型。其中，认为冲任蕴热型患者，多因情志不畅，肝气郁结，冲任气血壅滞，久而化热内蕴，而当行经之时，气血俱虚，引动蕴热，循冲任之脉上行而发口疮，故见部分复发性口疮女患者，每发与月经周期有关。亦有学者提出口疮可辨为阴虚内热、脾虚湿热两大证型，可分别以滋阴清热、健脾清热化湿法进行治疗。根据复发性口腔溃疡病因，有学者提出应以内因、外因和其他因素（一时找不到原因的复发性口腔溃疡）三大类进行论治。治疗中，由内因，如忧思、饮食营养、脾胃消化不良等因素致病者，则分别用逍遥散、平胃散等；由外因，如六淫侵袭或易地居住所致，则用银翘散、黄连汤等，其立法处方观之，也不离虚实二类。有报道治疗复发性口腔溃疡196例，辨证分为心火上炎、脾胃火炽、肾脾胃阴虚三型，有效率达90.2%。亦有学者结合古代文献论述和临床经验，将复发性口腔溃疡分为心脾积热、阴虚火旺、湿浊壅结、瘀血凝滞四型。此外还有将其分为风热乘脾、心脾积热、虚火上浮、胃火炽盛四证者。有学者按照气滞血瘀、湿热内盛选定患者，采用内服中药（石膏30g，生地、茯苓各15g，黄芩、栀子各10g，黄连、灯心草、肉桂各6g），外用锡类散治疗，并随机予以注射聚肌胞注射液，口服维生素相对照，结果显示中医个性化治疗效果优于西药组。有报道认为，本病实证少见，虚证多见，其次是虚实夹杂、寒热互见之证，治疗运用辛开苦降、寒热并用之法有较好疗效。

综合各家辨证论治观点，大体不外虚实两类，实证以心、脾、胃火热为主；虚证以阴虚、阳虚、气虚为主，病证多与心肾、脾胃有关。

（三）辨证纲要

有关复发性口腔溃疡的辨证要点，古代医家论述较多，大都分为虚实两类。如《外科正宗》卷之四《杂疮毒门》曰："口破者，有虚火、实火之分，色淡、色红之别。虚火者，色淡而斑细点，甚者陷露龟纹，脉虚不渴，此因思烦太甚，多醒少睡，虚火动而发之……实火者，色红而满口烂斑，甚者腮舌俱肿，脉实口干，此因膏粱浓味，醇酒炙煿，心火妄动发之。"故辨虚实与辨口腔溃疡是复发性口腔溃疡的主要辨证要点。

1. 辨虚实

复发性口腔溃疡虚实之辨，可从起病、病程、病因、病状等方面加以辨别。如复发性口腔溃疡起病急，少发作者多实；起病缓，反复发作者多虚。病程短，数日而愈者多实；病程长，缠绵难愈者多虚。素嗜辛辣炙煿烟酒者多实；素多劳倦、少眠多思者多虚。复发性口腔溃疡量多、色黄，周围色红者多实；复发性口腔溃疡量少、色白，周围不红者多虚；灼热疼痛明显者多实，无热少痛者多虚。

2. 辨溃疡

一般而言，溃面色黄，周边红肿明显，灼痛明显，属心脾积热；溃面大小不一，周边充血，发作与情志或妇女经期有关，多为肝郁化火；溃点位舌根部或舌下，疡面灰白，周边微红微肿微痛，且溃疡此愈彼起，反复不断，则多因阴虚火旺；溃面暗紫，周边黏膜苍白，无红肿无疼痛，责之脾肾阳虚，虚阳上越。

（四）证治分类

1. 心脾积热证

证候：口腔黏膜溃疡大，数量多或融合成片，溃面色黄，周边红肿，自觉灼痛，进食物则痛甚；心烦失眠，便秘尿赤，舌红，苔黄，脉数。

证析：心脾积热，上蒸于口，则可致口舌肉腐而溃烂，患处伤痛；火热炽盛，则溃烂量多，或融合成片；心火内炽，心神被扰，故心烦失眠；心火下移小肠，则尿赤；脾热伤津，则便秘；心火脾热，则见舌红苔黄，脉数。

治法：清心泻脾，消肿止痛。

方药：凉膈散加减。方中主以连翘、竹叶、栀子泻火除烦，大黄辅以黄芩清心胃之热，薄荷散邪透热，共清解上焦之热，大黄、芒硝泻积通便，伍甘草、白蜜缓硝、黄之急，诸药相合，清上泻下，心脾热除，各症自解。

2. 阴虚火旺证

证候：口腔溃烂量少，或舌根、舌下有溃点（面），色灰黄，周边微红肿稍痛，口腔溃疡反复发作，此愈彼起，缠延不止，虚烦失眠，手足心热，或骨蒸潮热，腰膝酸软，口舌干燥，舌红少苔，脉细数。

证析：心肾阴虚，虚火内生，上炎口舌，熏灼成疮，故复发性口腔溃疡量少，灰白黄，周边淡红；心主舌，肾脉通舌下，心肾阴虚，虚火内生，故易发舌根、舌下溃烂；阴虚津亏，口舌失养，虚火内炽，故口腔溃疡反复发作，此愈彼起，经久不愈；阴虚火旺，故见虚烦失眠、手足心热或骨蒸潮热；肾阴不足，腰府失养，故腰膝酸软；舌红少苔，脉细数亦属阴虚火旺之征。

治法：滋补心肾，降火敛疮。

方药：知柏地黄汤加减。方中以熟地滋补心肾阴精，牡丹皮清心凉血，山萸肉滋肾固肾，山药健脾益肾，泽泻、茯苓淡渗湿浊，引邪下行，再加知母、黄柏苦寒泄火以保真阴，共奏滋阴降火之效。若虚火较盛，可少加肉桂以引火下行；若舌尖溃疡，可入天冬、麦冬、阿胶养血滋阴，清心降火；舌两侧溃疡，加白芍、菊花、枸杞养血益肝；口腔溃疡反复发作，迁延不愈者，可加四物汤、墨旱莲、怀牛膝、煅牡蛎、煅龙骨滋阴养血，降火敛疮，以控制反复发作。

如阴虚夹胃热，复发性口腔溃疡灼痛，此愈彼起，舌苔黄者，可用玉女煎加减，以滋阴降火，清胃消疮。若阴虚夹湿热，口疮反复发作，口干不欲饮，大便黏滞不爽，舌苔黄腻者，可用甘露饮加减，以养阴清热，化湿敛疮。

3. 脾肾阳虚证

证候：复发性口腔溃疡数目少，色白、灰白或暗，周边不红或淡红，疼痛较轻，反复发作，缠绵不愈，伴倦怠乏力、形寒肢冷、食少便溏，或下利清谷，舌淡苔白，脉沉迟。

证析：脾肾阳虚，寒湿上泛，浸淫口舌，则见口舌生疮，疮面色白、灰白或色暗，周边不红或淡红，疼痛较轻；脾肾虚损，正不御邪，故口腔溃疡反复发作、缠绵不愈；脾肾阳气虚弱，体失温煦，健运失常，故倦怠乏力、形寒肢冷、食少便溏，或下利清谷；舌淡苔白，脉沉迟亦为脾肾阳虚之征。

治法：温肾健脾，化湿敛疮。

方药：附子理中汤加减。方中以附子、干姜、人参温阳散寒，补益脾肾；辅以白术、炙甘草健脾益气，俾使脾健湿化，而复发性口腔溃疡自愈，合方共奏温肾健脾、散寒化湿敛疮之效。若复发性口腔溃疡面白腐浊，为阳虚水泛，加苍术、五倍子健脾燥湿；若脾肾阳虚明显，形寒肢冷，加肉桂以助温补脾肾之力，或改用桂附地黄汤加减；若脾胃虚弱，复发性口腔溃疡遇疲劳易发作，身倦乏力，纳差便溏者，可用补中益气汤加减，以健脾升清、敛愈溃疡。

五、护理与预防

1.护理

病位在口，故饮食当忌辛辣炙煿、烟酒刺激，属实邪之证，更应少食厚腻之物，多进清淡饮食；属虚火上炎，则不可过食生冷，减少劳倦，宜养息扶正，以防复发。

2.预防

（1）注意口腔卫生：每日刷牙，食后漱口；戴义齿者，应防义齿损伤黏膜。

（2）注意饮食卫生：饮食宜清淡，忌辛辣烟酒，保持大便通畅，多进食水果、蔬菜。

（3）怡养心性，戒恼怒、忧烦；避免劳倦，节制房事。

第五章 继发性口腔溃疡诊治

第一节 结缔组织疾病

一、白塞病

白塞病（benhcet syndrome）是一种病因不明的血管炎。典型表现有复发性口腔溃疡、阴部溃疡和眼炎组成眼、口、生殖器三联征，但此病是一全身性疾病，可累及皮肤、黏膜、眼、胃肠、关节、心血管系统、泌尿系统、神经系统等。病情呈反复发作和缓解的交替过程。中医学的"狐惑病"与本病相类似。

【病因病机】

1. 西医病因及发病机制

西医学发病机制不明确。可能与遗传、感染、免疫因素有关。

2. 中医病因病机

中医学认为本病的病因，一般在早期多由感受湿热毒气，或湿邪内侵，郁而化热；或热病后余毒未尽，致热毒内攻而引起。中、晚期多由吐下太过，或苦寒过剂，以致中阳受损，脾虚而聚湿生热；或亡津伤阴，阴虚火炎，迫烁津液，变生湿热所致。

湿热内蕴，毒火熏蒸：感受湿热毒气，或湿浊内蕴，日久化热；或热病、毒痢余毒未尽，与湿浊相合，而致热毒内壅。湿热毒气，循经络上攻口腔、眼睛，下注外阴，遂发为溃疡；湿热壅于肠胃，影响纳化传导，而厌食、恶心、腹痛、腹泻；毒火熏蒸，扰及心神，则神情恍惚。

脾土虚寒，聚湿酿热：脾土本虚，或吐下太过，或长期服苦寒药，以致中阳受损，脾失健运，水湿留聚，积久而成湿热毒邪，流注于经络而发病。

亡津伤阴，虚火外浮：吐下太过，或下痢日久，或热病后养息不当，亡津伤阴，虚热内生；或肝肾阴虚之体，虚火浮越，迫灼津液，而生湿热，湿热流注，而诸羔悉作。

总之，本病一般早期多为实证，中晚期则多为本虚标实或正虚邪恋。其病位涉及肝、脾、心、肾诸脏。肝脾肾三脏不足为本，湿热蕴毒为标。其病机不外为热邪内扰，湿热毒气熏蒸，内则扰乱神明，外则发为痈疡。

【临床表现】

1. 口腔溃疡：本症见于98%的患者，且为首发症状。患者反复发生口腔溃疡，位于唇、牙龈、舌、颊黏膜、软腭黏膜，边缘清楚，圆形或卵圆形，直径为3~15mm，底部有白色或黄色伪膜，一般1~2周后愈合。

2. 阴部溃疡：见于75%患者，多在阴囊、龟头、阴唇、阴道，甚至子宫颈、膀胱中出现。

3. 眼：60%~80% 患者有眼病，但很少为本病首发症状。

4. 皮肤：多见皮疹，依次为位于双下肢的结节红斑、毛囊炎，位于面颈部的痤疮样皮疹及脓性丘疹。

5. 系统性症状：有部分患者因局部血管炎引起内脏病变。

【实验室检查】

血白细胞多正常或稍增多。有系统损害者血沉多升高。约 40% 患者出现抗 PPD 抗体增高。

【诊断】

国际协作组白塞病诊断标准（1991 年）如下。

必要条件：复发性口腔溃疡，在一年内观察到至少 3 次肯定的口疮样或疱疹样溃疡。

并加上以下 4 条中的 2 条：1）复发性生殖器溃疡；2）眼损伤；3）皮肤损伤；4）针刺试验阳性（由医生在 24~48h 内判断）。

【治疗】

1. 西医药治

本病尚无有效的根治方法，秋水仙碱对关节病变和结节红斑者有效，对口腔溃疡、眼病者也有一定疗效。

2. 中医辨证论治

在辨证方面首先应掌握特征，细察病位，只有口腔、外阴、眼部位的破溃蚀烂，才是特征性变化，需注意检查外阴部的溃疡。注意同口疮、口疳、口糜等鉴别，此三者仅有口腔表现，而无眼或外阴症状。其次分清虚实，注意变化。"诸痛痒疮，皆属于火"，但有虚火、实火之分。早期多属实火，由湿热蕴久而致，其特点是发病迅速，溃破处颜色鲜红或深红、灼热、疼痛、糜烂臭秽，脉象洪数或弦数；中晚期多属虚火，特点是发病徐缓，病程长至数月或数年，疡面久不愈合，或屡愈屡发，患处呈淡红色或暗红色，多平塌凹陷。又本病由于病程长，常反复发作，临床上多见虚实夹杂之证，应注意观察证候的虚实寒热变化。治疗方面，初起以清热利湿解毒为主，其后据证情发展变化，按虚实标本的不同进行治疗，气虚者以健脾益气为主，阴虚者以滋阴清热为主，兼以祛邪解毒。

（1）肝脾湿热

证候：初起时或病变过程中有纳呆腹胀，恶心欲吐，头胀痛，关节酸痛、乏力，口腔、外阴破溃灼痛、腐臭，可有少量脓性分泌物，溲黄便干。舌红，苔黄腻，脉滑数。

治法：清热除湿解毒。

方药：龙胆泻肝汤、泻黄散、狐惑汤加减。

（2）脾虚夹湿

证候：常有低热，倦怠乏力，头昏头重，饮食减少，口干不欲饮，腹胀，大便稀溏，或干溏不一，或先干后溏，小便清长，两足欠温，口、咽、外阴溃疡久不敛口，患处色淡而多呈平塌凹陷状。舌质淡，有齿痕，舌苔薄白，脉沉细弦缓。

治法：健脾益气，升阳除湿。

方药：补中益气汤加减。口腔疡面久不敛口，加马勃、木蝴蝶。

（3）阴虚内热

证候：午后低热，手足心热，烦躁不安，头晕，失眠多梦，口干口苦，大便秘结，小便短赤，口、咽、外阴溃疡，患处暗红，溃烂灼痛。舌质红，苔干黄，或光红无苔，脉弦细数，重按无力。

治法：滋肾，养肝，清热。

方药：一贯煎、二至丸、六味地黄丸合方加减。

（4）外治法

本病除内服药外，还须配合使用外治法，减轻痛苦，促进溃疡愈合，常用以下外用方药。

1）竹茹研极细末，经消毒处理后，散于口腔破溃处，1日2~3次。

2）锡类散适量或珠黄散适量，散于患处，1日3次。

3）吴茱萸适量，研粉，调醋成糊状，置纱布上，贴两足心涌泉穴，每晚1次。

【预后及预防】

1. 预后

本病一般呈良性过程，但可发生严重或致命性并发症，如脑膜炎、胃肠道穿孔、大血管病变。

2. 预防

本病常继发于外感之后，故凡遇外感应及时治疗，避免反复迁延。本病之内因多由湿热蕴毒，故生活应有规律，饮食宜清爽，对于肥甘厚味、烟、酒等蕴热生湿之品应节制。

二、系统性红斑狼疮

系统性红斑狼疮（systemic lupus erythematosus，SLE）是一种自身免疫性结缔组织病，血清中出现多种自身抗体和免疫复合物，造成组织损伤。临床可以出现各个系统和脏器损害的症状。在中医文献里虽有一些本病临床症状的类似描述，但由于本病证候复杂，变化多端，可累及多个脏腑，很难明确地划属中医学里的某一病证，故临床上可参"温热发斑""痹证""水肿""心悸""胁痛"等辨证。

【病因病机】

1. 西医病因及发病机制

（1）病因

本病病因不明，可能与遗传、性激素、环境因素有关。

（2）发病机制

本病发病机制至今尚未完全清楚。可能是由于一个具有遗传素质者，在环境因素或（和）性激素的影响下，促发了异常的免疫应答，持续产生大量的免疫复合物和致病性自身抗体，引起组织损伤。

2. 中医病因病机

本病的病因是与先天禀赋不足、阳光暴晒、六淫侵袭、药物中毒、情志抑郁和外伤、妊娠等因素有关。其中阴阳失调、气血耗伤是发病之本。

六淫侵袭：风、暑、火、燥四淫，均为阳邪，阳热亢进，消灼阴液，或强烈阳光暴晒，酿成热毒，再加先天禀赋不足之人，温热毒邪内侵，外能伤肤损络，内能波及营血、脏腑而发病。

情志所伤：情志不遂，久之郁而化火，火扰阴血，导致气血运行不畅，气血耗伤而发病。

脏腑虚损：肾为水火之脏，内寄真阴真阳，肾主藏精，肝主藏血，精血同源，若精血不足，则可导致虚火上炎而发病。或兼因怀孕分娩，冲任受损，精血愈亏而发病或病情加重。另一方面"温邪则热变最速"，"热邪不燥胃津，必耗肾液"（《外感温热论》），温热邪毒伤肾阴，出现肾阴虚诸证。再一方面，久病可阴损及阳，出现阳虚诸证，或阴阳寒热夹杂之证。

心主血脉，主血液运行，病邪入心，既会影响心血脉运行，出现血虚、血瘀的证候，又会波及其他脏腑，出现邪热内陷或者本虚标实证候，或甚至出现心阳虚损之候。

肝胃之病，多与消化功能和津血失常有关，邪毒传肝，肝郁不达，肝木侮脾，肝脾不和，常出现运化失常，导致肝脾大和各种血证。

由于肾是先天之本，肾受五脏六腑之精而藏之，故肾病可影响心、肝、脾、肺四脏，反之其他脏病久也能传肾。

总之，本病病初是由于肾肝亏损，精血不足，虚火上炎，再兼阳邪、火毒侵袭或兼妊娠冲任受损，或兼内服药物，毒邪蕴结，以致热毒入里，瘀阻经络，内伤脏腑，外阻于肌肤而成。若热毒炽盛，燔灼营血可引起急性发作，或是邪毒渐退，出现气阴亏损、阴虚内热的证候；或因毒邪传肝，肝郁不达而致气血凝滞；或因病久毒邪已退，正气受伤而心阳不足。病的后期，多阴损及阳，形成脾肾阳虚，少数可因热毒灼津为痰，痰迷心窍，而致肝风内动。在整个疾病过程中，热毒炽盛之证可反复出现。病情虚实互见，变化多端。

【临床表现】

临床表现无固定模式，病程迁延，反复发作，间有长短不等的缓解期。多数缓慢起病，也有急性发病者。多数患者有发热、乏力、体重下降等全身症状。

1. 皮肤与黏膜：80%患者有皮肤损害，常见于皮肤暴露部位有对称性皮疹。活动期患者可有脱发、口腔溃疡。部分患者有雷诺现象。

2. 关节和肌肉：关节和肌肉受累常为首发症状之一。

3. 浆膜：1/3患者有单侧或双侧胸膜炎，30%患者有心包炎，少数患者有腹膜炎。

4. 肾：约半数患者有临床狼疮性肾炎。

5. 心：约10%患者病变累及心肌。

6. 肺：约10%可有急性狼疮性肺炎。慢性狼疮性肺炎主要表现为肺间质纤维化。

7. 消化道：约30%患者有食欲不振、腹痛、呕吐、腹泻、腹水等。

8. 神经系统：约20%患者有神经系统损伤。

9. 血液系统：大部分有慢性贫血。

10. 眼：约15%患者因视网膜血管炎而有眼底变化，如出血、乳头水肿、视网膜渗出物等。

【实验室检查】

1. 一般检查：血、尿常规异常，血沉常增快。

2. 皮肤狼疮带试验：用免疫荧光法观察患者皮肤的表皮与真皮连接处有无免疫球蛋白的沉着，如有则为阳性。

【诊断】

我国风湿病学学会建议可采用以下标准，13项目中符合4项者即可确诊。13项为：①蝶形红斑或盘状红斑；②光过敏；③口腔溃疡；④非畸形性关节炎或关节痛；⑤浆膜炎（胸膜炎或心包炎）；⑥肾炎（蛋白尿或管型尿或血尿）；⑦神经系统损伤（抽搐或精神症状）；⑧血象异常（白细胞$<4 \times 10^9$/L或血小板$<80 \times 10^9$/L或溶血性贫血）；⑨狼疮细胞或抗双链DNA抗体阳性；⑩抗Sm抗体阳性；⑪抗核抗体阳性；⑫狼疮带试验阳性；⑬补体低于正常。

【治疗】

1. 西医治疗

本病应依据病情轻重、疾病活动度、受损器官而制定治疗方案。

（1）一般治疗

①急性活动期患者应以卧床休息为主，慢性病或病情稳定的患者适当参加社会活动或工作。②有感染应积极治疗。③无论有无光敏，应避免暴露于强光下。④避免使用可能诱发狼疮的药物，如避孕药等。⑤缓解期才可进行防疫注射。

（2）药物治疗

可采用非甾体抗炎药、抗疟药、肾上腺糖皮质激素、免疫抑制剂进行治疗，雷公藤对狼疮肾炎有一定效果，但也有毒性反应。

（3）妊娠期治疗

患者若没有中枢神经系统、肾脏或心脏严重损害，病情处于缓解期达半年以上，一般能妊娠，并产出正常婴儿。非缓解期系统性红斑狼疮患者妊娠易于流产、早产或死胎，故应避孕。

2. 中医辨证论治

系统性红斑狼疮是一个多系统、多脏器损害的疾病，临床症状变化多端，与中医温病学的卫气营血辨证及内伤杂病辨证均有联系。从病因病邪看，属热毒之邪；从脏腑损伤看，五脏皆能累及；从气血阴阳辨证看，以阴虚血热者多见；从标本虚实看，以本虚标实者为多。按辨证可分以下几型。

（1）热毒炽盛证

证候：皮损为水肿性鲜红斑片，可有瘀点、瘀斑、血疱，甲下和眼结膜有出血点；高热，烦躁，神昏，口渴，大小不等口腔溃疡，表面多黄白分泌物，基底红赤，剧烈灼痛，大便干结，小溲短赤。舌质红绛，苔黄糙而干，脉弦滑或洪数。

治法：凉血护阴，清热解毒。

方药：犀角地黄汤加减。

（2）阴虚火旺证

证候：皮损红斑不鲜艳，低热持续不退，时高时低，口腔肌膜溃疡点少，溃疡多发生在舌部或舌尖、舌下、舌根，创面呈灰黄色，有少许渗出物，疼痛较轻，口唇干燥，头昏乏力，耳鸣目眩，腰部、关节酸痛，时有盗汗，头发脱落稀疏，月经不调，大便不润，小溲黄赤。舌质红，苔薄黄，脉细数。

治法：滋阴降火。

方药：六味地黄丸、大补阴丸加减。

（3）气滞血瘀证

证候：胁部常胀痛，右侧为甚，胃纳不佳，泛泛欲恶，肝脏大或脾脏大，头晕失眠，口腔溃烂如弹坑状，周围暗红肿胀，经久不愈，月经不调或闭经，或皮肤有瘀斑、紫癜，甚则兼鼻衄。舌红，或有紫斑，苔薄，脉弦细。

治法：疏肝解郁，理气活血。

方药：逍遥散加减。

（4）心阳不足证

证候：胸闷心悸气短，或有闷痛，夜难安眠，口干唇燥，形寒怕冷，面色苍白。舌淡而胖，苔薄白，脉细弱或结代。

治法：益气温阳，养心安神。

方药：桂枝甘草龙骨牡蛎汤加减。

（5）脾肾阳虚证

证候：颜面浮肿，腰以下水肿更重，腰酸困重而痛，尿量减少而夜间尿频，面色灰黯或苍白，形寒怯冷，体倦懒言，或有腹胀、呕恶，便秘或便溏；或有眩晕、头痛，口腔肌膜溃烂，数目少，表面色白，周围不红、微肿。舌质淡胖有齿痕，苔白或白腐，脉沉细而迟。

治法：温阳益肾，扶脾利水。

方药：附桂八味丸、真武汤加减。

【预后及预防】

1. 预后

患者如可早期诊断并进行有效治疗，预后可大为改观。

2. 预防

应避免日光和紫外线照射；食营养丰富的食物，忌酒类和辛辣刺激及生冷食品；水肿时应限制钠盐的摄入；避免劳累，注意保暖，急性发作期应卧床休息；节制生育。

第二节　血液系统疾病

一、缺铁性贫血

缺铁性贫血（iron-deficiency anemia，IDA）是指机体对铁的需要增加、摄入不足或丢失过多等造成体内铁的缺乏，影响血红蛋白的合成而导致的贫血。本病与中医"血劳"相似，属"萎黄""黄胖""虚劳"等范畴。

【病因病机】

1. 西医病因

与失血过多、需铁量增加而摄入量不足以及铁吸收不良有关。

2. 中医病因病机

中医学认为，本病的形成多由先天禀赋不足、饮食不节、长期失血、劳倦过度、妊娠失养、病久体虚、虫积等引起脾胃虚弱、血少气衰所致。

（1）饮食不节：暴饮暴食，或长期饥饿、少食节食等均可导致脾胃功能减退，影响水谷精微的吸收，化血无源，出现贫血。

（2）长期失血：呕血、便血、咯血、鼻衄治不及时，或崩漏、产后失血调护不当等慢性失血均可导致血少气衰，出现贫血。

（3）久病体虚：长期慢性胃肠疾患，久治未愈，脾胃虚弱而生化乏源；或因房劳或烦劳过度损及肾脏，精血同源，肾虚精亏，无以化生血液而致血虚。

（4）虫积：各种寄生虫，如钩虫侵入人体，虫积日久，脾胃受损；同时又大量吸收人体精微，导致生化乏源，引起贫血。

【临床表现】

缺铁性贫血大多起病缓慢，常见于 4 个月以上婴儿、儿童和 20~40 岁生育期妇女，大多为经产妇。轻者可无任何临床表现，重者可出现皮肤和黏膜苍白，毛发干枯脱落，指甲扁平、脆薄，头晕，乏力，心悸，注意力不集中。

缺铁性贫血口腔表现为口腔黏膜苍白，以唇、舌、牙龈尤为明显。黏膜对外界刺激的敏感性增高，常有异物感、口干、舌灼痛等。可出现舌炎、舌背丝状乳头和菌状乳头萎缩，导致舌背光滑红绛。还可出现口角炎或口炎，严重者口咽黏膜萎缩，造成吞咽困难。

【实验室及其他检查】

1. 血象：贫血轻时呈正细胞正色素性贫血，贫血严重时呈典型小细胞低色素性贫血。

2. 骨髓象：骨髓铁染色显示骨髓小粒可染铁消失，铁粒幼红细胞消失或减少。

【诊断与鉴别诊断】

1. 诊断要点：根据病史、临床表现、典型的小细胞低色素贫血形态学改变，以及缺铁指标的检查结果进行诊断。铁剂治疗试验也是一种确诊方法。

2. 鉴别诊断

（1）与舌扁平苔藓鉴别：舌扁平苔藓可发生舌乳头萎缩变薄，呈鲜红色。但萎缩区周围常有珠光白色损害。萎缩区易发生糜烂。其他黏膜处可有白色角化条纹。

（2）与慢性萎缩型念珠菌病鉴别：慢性萎缩型念珠菌病表现为边界不清的红斑和黏膜萎缩。病损区检查可见念珠菌菌丝。

【治疗】

1. 西医治疗

可适当补充铁剂并进一步查清引起缺铁性贫血的病因，进行针对性的治疗，如治疗胃肠炎、驱虫等。

舌炎患者可用 0.2% 氯己定溶液、4% 碳酸氢钠溶液或复方硼砂溶液，以 1:5 稀释，含漱，每天 3 次；同时使用 5~10

万 U/ml 制霉菌素混悬液涂敷患处，每天 3 次。舌痛明显者用复方甘菊利多卡因凝胶，或 0.5% 达克罗宁混悬液涂敷患处，每天 3 次。口干患者可用口干凝胶涂敷舌部，每天 3 次；也可选 1% 毛果芸香碱 12~60ml，枸橼酸糖浆 40ml，加蒸馏水至 200ml 配置成人工唾液，含服，每天 3~5 次。

2. 中医辨证论治

（1）脾胃虚弱证

证候：面色萎黄，牙龈出血，牙龈淡白，口唇色淡，口腔溃疡，疮面色白，周边呈淡红色，爪甲无泽，神疲乏力，食少便溏，恶心呕吐。舌质淡，苔薄白，脉细弱。

治法：健脾和胃，益气养血。

方药：六君子汤合当归补血汤加减。

（2）心脾两虚证

证候：面色苍白，倦怠乏力，头晕目眩，心悸失眠，少气懒言，食欲不振，牙龈淡白、出血，毛发干脱，爪甲裂脆。舌淡胖，苔薄，脉濡细。

治法：益气补血，养心安神。

方药：归脾汤加减。

（3）脾肾阳虚证

证候：面色苍白，形寒肢冷，口腔溃疡疮口小，疼痛轻微，渗出物少且色淡，呈灰白色，局部基底淡红或淡白，口疮周围红肿不明显。腰膝酸软，神倦耳鸣，唇甲淡白，或周身浮肿，甚则腹水，大便溏薄，小便清长，男子阳痿，女子经闭。舌质淡或有齿痕，脉沉细。

治法：温补脾肾。

方药：金匮肾气丸加减。

（4）虫积证

证候：面色萎黄、少华，腹胀，善食易饥，恶心呕吐，或有便溏，嗜食生米、泥土、茶叶等，神疲肢软，气短头晕。舌质淡，苔白，脉细弱。

治法：杀虫消积，补益气血。

方药：化虫丸合六君子汤加减。腹胀痛者，加木香、延胡索。

【预防与调护】

1. 预防寄生虫病。

2. 改变不良饮食习惯，不挑食，不偏食；注意饮食补益，进食富于营养而又易于消化的食物和含铁量高的食物，以保证气血化生。

二、再生障碍性贫血

再生障碍性贫血（aplastic anemia，AA）是以骨髓造血功能衰竭为特征的全血细胞减少为主要表现的一组综合征。临床表现为较严重的贫血、感染和出血。本病与中医的"髓劳"相似，属"虚劳""血虚""血证"等范畴。

【病因病机】

1. 西医病因

西医学认为本病可能与以下因素有关。

（1）药物因素：药物因素是最常见的发病因素，占首位。

（2）化学毒物：苯及其衍生物最多见，有报道认为，杀虫剂、农药、染发剂等可引起再生障碍性贫血。

（3）电离辐射。

（4）病毒感染：病毒性肝炎患者再生障碍性贫血发病率显著高于一般人群。

（5）免疫因素：胸腺瘤、系统性红斑狼疮和类风湿性关节炎等与免疫有关的疾病可继发再生障碍性贫血。

2. 中医病因病机

（1）先天不足，肾精亏虚，肾精不足，精不化血，故发为本病。

（2）七情妄动，伤及五脏；思虑过度，伤及心脾；恼怒伤肝；惊恐伤肾；劳力过度，损耗机体正气；房事不节，肾精耗损；五脏受损，阴精气血亏虚，气血生化不足，而发为本病。

（3）饮食不节，饥饱失常，脾胃受损，气血生化乏源，遂成本病。

（4）病久不愈，瘀血阻滞。

【临床表现】

本病全身表现主要为贫血、出血和感染。

口腔表现为口腔黏膜苍白，可出现瘀点、瘀斑或血肿。牙龈易出血，特别是再生障碍性贫血发生之前已有牙周病者。黏膜对感染的易感性增加，尤其是在容易受到刺激或创伤的部位常发生反复感染，出现坏死性溃疡。

【实验室及其他检查】

1. 血常规检查：多呈全血细胞减少。

2. 骨髓活检：通常骨髓穿刺不易获得骨髓成分，而骨髓活检对估计增生情况优于骨髓涂片，可提高诊断正确性。

【诊断】

诊断要点根据病史、临床表现以及实验室检查进行诊断。全血细胞减少，网织红细胞绝对值减少，骨髓检查显示增生减低。一般无脾大。一般抗贫血药物治疗无效。

【治疗】

1. 西医治疗

（1）一般治疗：防止患者与任何对骨髓造血有毒性的物质接触；禁用对骨髓有抑制作用的药物；注意休息，避免过劳；控制感染，加强护理，尽可能减少感染的机会。

（2）全身疗法：采取保护性隔离，以免交叉感染。骨髓移植是根治再生障碍性贫血的最佳方法。输血应因人而异，提倡成分输血。

（3）口腔局部治疗：注意口腔卫生，避免局部损伤，防止继发感染。局部止血，可用牙周塞治剂、明胶海绵、淀粉酶纱布压迫止血，也可应用肾上腺素、止血粉、云南白药等止血药物。

2. 中医辨证论治

（1）肾阴虚证

证候：面色苍白，唇甲色淡，心悸乏力，颧红盗汗，手足心热，口渴欲饮，腰膝酸软，牙龈微红，时有出血。口腔肌膜溃疡点少，色微红。舌红少苔，或舌淡红苔薄，脉细数。

治法：滋阴补肾，益气养血。

方药：左归丸合当归补血汤加减。

（2）肾阳虚证

证候：形寒肢冷，气短懒言，面色苍白，唇甲色淡，牙龈淡白，时有出血，口疮缠绵不愈，疮面色白。大便稀溏，面浮肢肿。舌质淡，舌体胖嫩，苔薄白，脉细无力。

治法：补肾助阳，益气养血。

方药：右归丸合当归补血汤加减。

（3）气血两虚证

证候：面白无华，唇淡，口腔溃疡数目少，基底深凹，呈灰黄或灰白色，边缘红晕不显，头晕心悸，气短乏力，动则加剧。舌淡，苔薄白，脉细弱。

治法：补益气血。

方药：归脾汤加减。出血明显者，加炒艾叶、炮姜、血余炭；气虚中气下陷、牙龈出血者，加升麻、荆芥炭、炮姜。

（4）热毒壅盛证

证候：壮热，口渴，咽痛，牙龈红肿，齿衄，口腔溃疡多发在口唇、两颊，数目偏多，创面呈黄色，边缘红肿，疼痛剧烈，鼻衄，皮下紫癜、瘀斑，心悸。舌红而干，苔黄，脉洪数。

治法：清热凉血，解毒养阴。

方药：清瘟败毒饮加减。

【预防与调护】

1.严格控制影响造血系统药物的使用。

2.加强防护措施，避免接触对造血系统有害的化学物质和放射性物品。

3.加强宣教，提高人群的自我保护意识，避免滥用家用化学溶剂、染发剂；保护环境，防止有害物质污染环境。

4.注意饮食卫生，饮食宜清淡，勿食辛辣食品；加强饮食营养，搭配易消化、高蛋白、高维生素、低脂的食物；加强体育锻炼，增强机体抵抗力。

三、白血病

白血病（leukemia）是造血系统的一种恶性肿瘤，主要表现为异常的白细胞及其幼稚细胞（即白血病细胞）在骨髓或其他造血组织中进行性异常增生，浸润体内的各种组织。临床表现以贫血，发热，出血，肝、脾、淋巴结肿大，周围血白细胞有质和量的改变为特征。根据白血病细胞的成熟程度和自然病程，白血病可分为急性和慢性两大类。本病属中医"急劳""热劳""血证""瘟毒""虚劳""瘕积"等范畴。

【病因病机】

1. 西医病因

西医学认为本病发生可能与以下因素有关。

（1）病毒感染。

（2）电离辐射。

（3）化学因素。

（4）遗传因素：唐氏综合征、先天性再生障碍性贫血、Bloom 综合征和先天性丙种球蛋白缺乏症等白血病发病率均较高。此外，癌基因的点突变、活化和抑癌基因失活、丢失也是重要的发病机制。

（5）其他血液病：某些血液病最终可能发展为白血病，如真性红细胞增多症、原发性血小板增多症、骨髓纤维化、骨髓增生异常综合征、阵发性睡眠性血红蛋白尿、淋巴瘤、多发性骨髓瘤等。

2. 中医病因病机

中医对白血病病因的认识包括热毒和正虚两方面。

（1）热毒久蕴，精髓被扰：引起白血病的热毒有外来和内生之分。外来热毒多为时令毒邪，如湿毒、火毒等。内生热毒多由脏腑功能失调，气血阴阳失衡，浊热内滞，郁久蕴毒。或母体罹患热病，热毒内着于胎，蕴蓄不散，深伏精血骨髓，消灼胎儿精血。

（2）正气虚衰，禀赋不足：正气衰弱是白血病发病的内在因素。加之七情所伤、饮食劳倦、房劳过度损伤人体正气，五脏虚损，气血亏虚而致本病。

【临床表现】

急性白血病贫血呈进行性加重，约半数以上患者以发热为早期表现，常由感染引起。出血可发生在全身各部位。由于白血病细胞浸润，导致全身淋巴结肿大、肝脾肿大及其他器官病变。慢性白血病病程较缓慢，患者常有低热、多汗、体重减轻、贫血、出血、脾肿大等。

各型白血病都可以出现口腔表现，最容易受侵犯的部位是牙龈，尤以急性型更为明显。患者常因牙龈自发性出血而首先到口腔科就诊。由于异常的白细胞在牙龈组织内大量浸润，牙龈明显增生肿大。病变波及边缘龈、牙间乳头和附着龈，外形不规则，呈结节状，表面光亮，呈中等硬度。牙龈出血常为自发性，且不易止住，这种不能找到其他原因的出血，可能是白血病的早期症状。口腔黏膜可出现瘀点、瘀斑或血肿。牙龈和口腔黏膜颜色苍白，有时可有不规则的溃疡，常不易愈合，易继发感染，发生黏膜坏死，可出现牙痛、牙齿松动、口臭等。

【实验室及其他检查】

1. 血常规检查：急性白血病贫血程度轻重不等，但呈进行性加重，晚期一般有严重贫血，多为正常细胞性贫血；慢性粒细胞白血病以白细胞数极度增高为特征；慢性淋巴细胞白血病呈持续性淋巴细胞增多。

2. 骨髓象：具有决定性诊断价值。急性白血病骨髓中细胞数量显著增多，主要是白血病性原始细胞；慢性粒细胞白血病骨髓中各系细胞极度增生，以粒系为主。

3. 细胞化学、免疫学检查，血液生化以及染色体检查主要用于鉴别各类白血病。

【诊断与鉴别诊断】

1. 诊断要点

根据临床表现、血象、骨髓象特点进行诊断。白血病患者常于早期出现口腔表现，或在疾病的发展过程中出现顽固性口腔损害，对常规治疗效果欠佳者应特别警惕。

2. 鉴别诊断

（1）与坏死性龈炎的鉴别：急性坏死性龈炎以起病急、牙龈疼痛、自发性出血、有腐败性口臭以及龈乳头和龈缘的坏死等为主要特征。病变区的细菌学涂片检查可见大量梭形杆菌和螺旋体与坏死组织及其他细菌混杂，这有助于本病的诊断。慢性期的诊断主要根据反复发作的牙龈坏死、疼痛和出血、牙龈乳头消失、口臭等，细菌涂片检查无特殊细菌。

（2）与药物性牙龈增生的鉴别：长期服用抗癫痫药物苯妥英钠（大仑丁）、钙通道阻滞剂、免疫抑制剂可引发已有炎症的牙龈组织发生纤维性增生。根据牙龈实质性增生的特点，以及长期服用上述药物的历史，诊断本病并不困难，但应仔细询问全身病史。

【治疗】

1. 西医治疗

（1）全身治疗：由血液病专科医生进行正规的全身抗白

血病治疗。

（2）口腔局部治疗：以保守治疗为主，避免不急需的外科处理，禁用具有刺激性或腐蚀性的药物，尽量避免在操作时引起出血和继发感染。保持口腔卫生，对牙周病、牙髓病尽可能采取姑息治疗。对牙龈出血者，可采用局部或全身应用止血药等方法。如牙龈出血者可用1%~3%过氧化氢液含漱，出血明显者可用牙周塞治剂、明胶海绵压迫止血。口腔黏膜瘀点、瘀斑者可用0.1%复方氯己定溶液含漱，预防感染。若自发性出血可采用压迫或冷冻止血。

2.中医辨证论治

（1）热毒炽盛证

证候：壮热，口渴多汗，烦躁，头痛面赤，身痛，口舌生疮，口腔肌膜溃烂，数目多，表面色黄，周围红肿，咽喉肿痛，面颊肿胀、疼痛，或咳嗽，咳黄痰，皮肤、肛门疖肿，便秘尿赤；或见吐血、衄血、便血、尿血、斑疹。舌质红绛，苔黄，脉洪。

治法：清热解毒，凉血止血。

方药：黄连解毒汤合清营汤加减。

（2）气血两虚证

证候：面色萎黄或苍白，口腔肌膜溃烂，数目少，表面色白，周围不红，微肿，头晕眼花，心悸，疲乏无力，气短懒言，自汗，食欲减退。舌质淡，苔薄白，脉细弱。

治法：补益气血。

方药：八珍汤加减。若气血亏虚，气不摄血而鼻衄、肌衄、齿衄，可加黄芪、茜草根、仙鹤草、阿胶珠等；若有低热和口干属阴液不足者，可加墨旱莲、麦冬等。

【预防与调护】

1.增强体质，提高抗病能力，预防感染，尤其是病毒感染。

2.加强劳动防护，严格遵守有关操作规程，避免接触有害化学物质及遭受电离辐射。

3.严禁滥用对骨髓有影响的药物。

四、粒细胞缺乏症

外周血白细胞数持续低于正常值（成人 4.0×10^9/L）时称为白细胞减少（1eukope-nia）。当中性粒细胞绝对数低于 2.0×10^9/L 时称为粒细胞减少症（granulocytopenia）；低于 0.5×10^9/L 时称为粒细胞缺乏症（agranulocytopenia）。白细胞减少症和粒细胞缺乏症主要表现为头昏、疲乏等，合并感染主要表现为发热（甚至高热）、畏寒等。本病属中医"虚劳""虚损"或"温病"等范畴。

【病因病机】

1.西医病因

西医学认为本病的发生与粒细胞生成障碍、粒细胞破坏或消耗过多，超过骨髓代偿能力有关。

2.中医病因病机

（1）先天不足：胎气不足，或胎中失养、临产受损等，致使婴儿脏腑不健、生机不旺、损及五脏而致本病发生。

（2）饮食不节：饮食不节，损伤脾胃，脾胃功能失调，不能化生精微，气血生化乏源而致本病发生。

（3）毒物损伤：内服药物、毒物或外感毒邪，毒伤人体正气或脏腑，致使肾精亏虚，无以化血；或脾虚元亏，生化乏源而致本病发生。

【临床表现】

粒细胞缺乏症起病多急骤，可突然畏寒，高热，咽部疼痛、红肿、溃疡。颌下及颈部淋巴结肿大可出现急性咽喉炎。此外，口腔、鼻腔、食管、肠道、肛门、阴道等处黏膜可出现坏死性溃疡。严重的肺部感染、败血症、脓毒血症等往往导致患者死亡。

口腔的表现为牙龈出血，牙列松动，牙龈缘出现不规则的糜烂、坏死，缺乏炎性反应。黏膜有深溃疡，其特征为边缘不规则，坏死性溃疡覆有灰黄色假膜，伴有明显的口臭、吞咽困难，甚至语言也受到影响。可查见牙龈缘有局限性周界清晰的上皮剥脱区，裸露出红色的斑片，直径 3~5mm，但很少发生溃疡。

【实验室及其他检查】

细胞缺乏症外周血中性粒细胞绝对值 $<0.5 \times 10^9$/L，甚至消失。红细胞及血小板一般正常，骨髓中各阶段的粒细胞几乎消失。骨髓恢复阶段，早幼粒细胞增加，呈现类白血病象，随后幼粒细胞增生，接近正常骨髓象。

【诊断】

外周血白细胞计数 $<4.0 \times 10^9/L$ 为白细胞减少症，外周血中性粒细胞绝对值 $<2.0 \times 10^9/L$ 为粒细胞减少症；低于 $0.5 \times 10^9/L$ 时为粒细胞缺乏症。由于白细胞生理性变异较大，必须反复定期查血象方能确定有无白细胞减少症。需详细询问病史，特别是服药史、化学品或放射线接触史、感染史等。

【治疗】

1. 西医治疗

（1）针对病因治疗：若病因已明确，属药物引起者马上停药；属感染引起者，积极控制感染；继发于其他疾病者，积极治疗原发病。

（2）采取严密消毒隔离措施：加强皮肤、口腔、肛门、阴道护理，防止感染。一旦发生感染，即使病因未明亦应以足量的广谱抗菌药物做经验性治疗，待病原体和药物敏感试验明确后再调整抗菌药物。

2. 中医辨证论治

（1）气血两虚证

证候：面色萎黄，口腔肌膜溃烂，数目少，表面色白，周围不红，头晕目眩，倦怠乏力，少寐多梦，心悸怔忡，纳呆食少，腹胀便溏。舌质淡，苔薄白，脉细弱。

治法：益气养血。

方药：归脾汤加减。脾虚厌食明显者，加山药、麦芽。

（2）肝肾阴虚证

证候：腰膝酸软，头晕耳鸣，五心烦热，口腔肌膜溃烂，数目较少，表面色黄或灰黄，周围微红肿，时发时止，失眠多梦，遗精，低热，口干咽燥。舌红少苔，脉细数。

治法：滋补肝肾。

方药：六味地黄丸加减。

（3）外感温热证

证候：发热不退，口渴欲饮，面赤咽痛，口腔肌膜溃烂，如米如豆，形圆或椭圆，中央凹陷，覆有黄色假膜，周围色红，头晕乏力。舌质红绛，苔黄，脉滑数或细数。

治法：清热解毒，滋阴凉血。

方药：犀角地黄汤合玉女煎加减。

【预防与调护】

1. 注意临床用药，慎用引起白细胞减少的药物。

2. 对接触放射线如 χ 射线、γ 射线、ρ 射线、中子射线和接触苯、二甲苯类等有毒化学药品的工作人员，应注意安全防护，定期检查血象。

3. 对患者应注意口腔、皮肤清洁护理；注意隔离消毒，防止交叉感染；多进高蛋白食物如鱼、蛋，以及高维生素食物如新鲜蔬菜、水果；消除焦虑不安及恐惧心理。

五、血小板减少性紫癜

血小板减少性紫癜（thrombocytopenia purpura）是一组因外周血中血小板减少而导致皮肤、黏膜或内脏出血的疾病，临床约占出血性疾病总数的 30%，可分为特发性血小板减少性紫癜（idiopathic thrombocytopenia purpura，ITP）和继发性血小板减少性紫癜，特发性者在血小板减少性紫癜中发病率最高。本病属中医"血证""阴阳毒""发斑""肌衄""紫癜""紫斑"等范畴。

【病因病机】

1. 西医病因

（1）感染：细菌或病毒感染与特发性血小板减少性紫癜发病有密切关系。

（2）免疫因素：免疫因素的参与可能是特发性血小板减少性紫癜发病的重要原因。

2. 中医病因病机

（1）外感风热燥邪，深入血分，伤及脉络；或阳气内盛，内生蕴热；或七情所伤，情志郁结，气郁化火，火盛迫血妄行而溢于脉外。

（2）久病或热毒之后，耗伤阴液；或忧思劳倦，暗耗心血，阴液耗损；或饮食不节，胃中积热伤阴，致胃阴不足；或恣情纵欲，耗损肾阴，阴液不足，虚火内炽，灼伤血脉，迫血妄行而发为本病。

（3）先天禀赋不足，后天调养失宜，肾气不足，脾气虚衰，气血匮乏；或因病久不复，精血亏损；或反复出血，气随血脱，致气虚不能统摄血液，血溢肌肤而发为本病。

【临床表现】

全身皮肤瘀点、瘀斑，可有血疱、血肿、鼻出血、月经过多，严重者可有内脏出血，如咯血、呕血、血尿等。

口腔表现为牙龈自发性出血，常为本病的早期表现。刷牙、吮吸、洁牙、拔牙或轻微外伤，即可加重出血。口腔黏膜特别是唇红、舌缘、腭、口底和颊容易出现瘀点、瘀斑、血肿。血肿可自行溃破或由于食物摩擦而破裂出血，遗留边缘清楚的圆形或椭圆形的糜烂面。

【实验室及其他检查】

1. 血小板：急性血小板减少性紫癜的血小板数多在 20×10^9/L 以下，慢性血小板减少性紫癜的血小板数常在 50×10^9/L 左右；易见大型血小板；出血时间延长，血块收缩不良；血小板功能一般正常。

2. 骨髓象、血小板相关抗体（PAlg）及血小板相关补体（PAC3）对诊断和分型有重要意义。

【诊断】

根据病史，皮肤黏膜出现紫癜、出血，结合血小板减少、出血时间长、血块回缩不良等实验室检查可做出诊断。

【治疗】

1. 西医治疗

（1）出血严重者注意休息。血小板低于 20×10^9/L 者，严格卧床，避免外伤。注意止血药的应用及局部止血。

（2）糖皮质激素为治疗首选，还可采用脾切除、免疫抑制剂进行治疗。

（3）保持口腔卫生，用1%~3%过氧化氢等漱口剂含漱。牙龈出血者，用牙周塞治剂、明胶海绵、纱布压迫止血，或用肾上腺素、凝血酶、云南白药等药物，或注射维生素 K_1、维生素 K_3 等止血剂，出血严重者需缝合止血。口腔黏膜出现糜烂或继发感染者，局部用消炎防腐剂。

2. 中医辨证论治

（1）迫血妄行证

证候：皮肤紫癜，色泽新鲜，起病急骤，紫斑以下肢最为多见，形状不一，大小不等，有的甚至融合成片，发热，口渴，便秘，尿黄，常伴有鼻衄、齿衄，或有腹痛，甚则尿血、便血。舌质红，苔薄黄，脉弦数或滑数。

治法：清热凉血。

方药：犀角地黄汤加减。

（2）阴虚火旺证

证候：紫斑较多，颜色紫红，头晕目眩，耳鸣，低热颧红，心烦盗汗，牙龈充血，甚则出血，鼻衄，月经量多。舌红少津，脉细数。

治法：滋阴降火，清热止血。

方药：知柏地黄汤或玉女煎加减。

（3）气不摄血证

证候：斑色暗淡，多散在出现，时起时消，反复发作，过劳则加重，可伴神情倦怠，心悸气短，头晕目眩，食欲不振，面色苍白或萎黄。舌质淡，苔白，脉弱。

治法：益气摄血，健脾养血。

方药：归脾汤加减。

【预防与调护】

1.预防病毒感染是防止复发和病情恶化的关键；慢性患者需注意避免过劳和外感。

2.尽量避免与过敏食物、药物接触，注意防止细菌和寄生虫等感染，慎用阿司匹林之类药物。

3.急性发作或出血严重时，需绝对卧床休息，给予易消化食物，加强口腔和皮肤护理。

第三节　性传播疾病

一、艾滋病

艾滋病是获得性免疫缺陷综合征（acquired immune deficiency syndrome，AIDS），是由人类免疫缺陷病毒（human immunodeficiency virus，HIV）感染所引起的一组以严重的细胞免疫功能缺陷为特征，并由此导致各种机会性感染或肿瘤的疾病。HIV感染者在发展为AIDS之前的很长一段时期内可无明显的全身症状，但大多数感染者在早期就可能出现各种口腔损害，因此，AIDS的防治就成为口腔医生的一项重要任务。这就要求口腔专科的工作人员应具备这方面的知识，以便早发现，早诊断，早治疗，以利于疾病的控制，减少传播。

本病在中医古籍中并无记载，可将其归为"伏气温病""疠病"等范畴。

【病因病机】

1. 西医病因

艾滋病的病原体为人类免疫缺陷病毒。其传染途径有以下几种。

（1）性接触传播：性接触传播是本病的主要传染途径。

（2）血液传播：注射毒品者之间共用注射器；使用含有HIV 的血浆制品、血液，如血友病患者输血造成的感染；污染了 HIV 血液的医疗器械刺伤皮肤，破损的皮肤接触患者血液、体液，共用剃须刀划破皮肤出血等均可造成感染。

（3）母婴传播：感染本病的孕妇可以通过胎盘，产程中、产后的血性分泌物，哺乳等途径将 HIV 传染给婴儿。

2. 中医病因病机

本病总的病因为正气不足、感染疫毒之邪。基本病机为正气日虚，邪气渐盛。其特点是"疫疠"和"虚劳"并存共处。疫疠之邪为 HIV，虚劳是由邪毒入侵导致的脏腑损伤。

【临床表现】

从感染 HIV 到发展成 AIDS 要经历一个长期、复杂的过程，感染者可有不同的临床表现，按我国的国家标准分为三个阶段。

（1）急性感染期（acute infection）：常发生于病毒感染后的 2~4 周内，多数患者临床症状表现多样，一般较轻微，1~3

周后缓解。发烧是最常见的症状。此外还可表现为咽喉痛、盗汗、恶心、呕吐、腹泻、皮疹、关节痛、淋巴结肿大、黏膜溃疡（口、眼、生殖器）等。

（2）无症状感染期（asymptornatic infection）：患者无临床症状，此期时间长短不一，这与血液内病毒载量、机体免疫状况、营养状况、生活方式和其他因素有关，一般持续 6~8 年。此期血清 HIV 抗体检测为阳性，具有传染性。

（3）症状感染期（包括 AIDS 在内）（symptomatic infection including AIDS）：由于 HIV 病毒的不断复制，最终导致免疫系统严重受损，使病情由无症状期进入此期。

多数 HIV 感染者都有口腔表现，与 HIV 感染密切相关或有关的口腔病损如下。

1. 真菌感染

（1）口腔念珠菌病：在 HIV 感染人群中具有相当高的发生率，各国、各地区报告的数据差距较大（12%~96%），这与人群差异、病程、抽样方法、诊断标准的差异有直接的关系。口腔念珠菌病在 HIV 感染者的口腔损害中最为常见，而且常在疾病早期就表现出来，是免疫抑制的早期征象。

（2）组织胞浆菌病：是由荚膜组织胞浆菌引起的一种真菌病，为确诊 AIDS 的指征之一。

2. 毛状白斑

毛状白斑是 HIV 感染者的一种特殊口腔损害，发生率仅次于口腔念珠菌病，对诊断艾滋病有高度提示性，约 25% 的男性患者在病程中出现毛状白斑。其病损特点有以下几个方面。

（1）双侧舌缘呈白色或灰白斑块，有的可蔓延至舌背和舌腹。

（2）在舌缘呈垂直皱襞外观，如过度增生则呈毛茸状，不能被擦去。

（3）毛状白斑的组织学表现为上皮增生，过角化或不全角化，细胞空泡样变，上皮下缺乏淋巴细胞浸润。

（4）与 HIV 男性感染者比较，女性感染者很少罹患毛状白斑。

3.卡波西肉瘤（Kaposi 肉瘤）

本病是一种罕见的恶性肿瘤，发生于皮肤和黏膜下组织，病损初发部位多见于下肢末段，平均病程为 8 年，男性多见。

4.口腔病毒感染

（1）单纯疱疹感染：此为 HIV 感染者常见的疱疹病毒损害，往往病情重，病程长，反复发作。若病损持续 1 个月以上，应做 AIDS 的相关检查。由 I 型单纯病毒引起的感染多见，Ⅱ型单纯病毒感染除口腔损害外，常同时伴有生殖器疱疹。

（2）带状疱疹感染：疱疹沿三叉神经分布，发生年龄多在 40 岁以内，病情严重，持续时间长，甚至为播散型，预后不良。

（3）巨细胞病毒感染：口腔黏膜出现慢性溃疡，可采用细胞学检查、核酸杂交等技术检测病毒 DNA 进行确诊。

5.HIV 相关性牙周病

（1）牙龈线形红斑：牙龈线形红斑又称 HIV 相关龈炎，表现为沿游离龈有界限清楚、火红色的充血带，宽 2~3mm，附着龈可呈瘀斑状，极易出血。无牙周袋和牙周附着丧失，行常规治疗无效。

（2）HIV相关性牙周炎：牙周附着短期内迅速丧失，进展快，但牙周袋不深，主要是由于牙周硬软组织同时破坏所致，牙松动甚至脱落。

（3）急性坏死性（溃疡性）牙龈炎：口腔恶臭，以前牙牙龈单个或多个乳头坏死最为严重，牙龈火红、水肿，龈缘及龈乳头有灰黄色坏死组织，极易出血。

（4）坏死性牙周炎：以牙周软组织的坏死和缺损为特点，疼痛明显，牙齿松动。

6.坏死性口炎

坏死性口炎的临床表现为广泛的组织坏死、骨外露和坏死，严重者与走马牙疳相似。

7.溃疡性损害

如复发性阿弗他溃疡，口腔非角化黏膜出现单个或多个反复发作的圆形疼痛性溃疡。病损范围较大，不易愈合，且易并发机会性感染。

8.非霍奇金淋巴瘤

此为确诊AIDS的指征之一。好发于软腭、牙龈、舌根等部位，表现为固定而有弹性的红色或紫色肿块，伴有或不伴有溃疡。

9.涎腺疾病

多累及腮腺，其次为颌下腺。表现为单侧或双侧大涎腺的弥漫性肿胀，质地柔软，常伴有口干症状。

【实验室及其他检查】

实验室检查是确定 HIV 感染和艾滋病的重要指标。患者是否伴有 HIV 感染，可通过对 HIV 的抗体、抗原、核酸进行检测来确定。

1.抗体检测

抗体检测是目前临床诊断 HIV 感染的金标准，酶联免疫吸附试验（ELISA）和免疫印迹（WB）方法是临床应用最广、敏感性和特异性均高的血清学方法。

2.病毒抗原检测

3.HIV 核酸检测

4.CD4+ 干细胞计数是判断疾病分期、治疗反应和预后的重要参考指标。

5.全血细胞计数：HIV 感染者常伴有贫血、白细胞减少和血小板减少，此项检查应为常规检测。

【诊断与鉴别诊断】

1.诊断要点：本病常伴有严重的机会性感染，少数肿瘤及 CD4+ 细胞数明显下降，均应考虑本病的可能，并进一步做 HIV 抗体或抗原检测。

2.鉴别诊断

（1）与边缘性龈炎的鉴别：龈缘的充血由牙菌斑和牙结石引起，去除牙菌斑和牙结石则充血消退，而 HIV 感染者的牙龈线形红斑对局部洁治无效，HIV 抗体检测阳性。

（2）与口腔白斑病、斑块型扁平苔藓的鉴别：白斑好发于颊部、软腭、口底或舌腹，临床表现为皱纸状、疣状、结节状和颗粒状，活体组织检查可伴有不同程度的上皮异常增生。舌部斑块型扁平苔藓肉眼观为蓝白色，通常不高出黏膜，常伴舌背丝状乳头萎缩，触诊无粗糙感，颊部损害常为网纹型，质地无改变，不能擦掉，病程较长，病理检查可见基底细胞液化变性、上皮钉突呈锯齿状、固有层内淋巴细胞带状浸润等特征性病理表现，HIV 抗体阴性。

（3）与白色念珠菌病的鉴别：一般多见于老人和婴幼儿，有一定诱因。

（4）与成人牙周炎的鉴别：一般病情发展较慢，治疗效果好，而 HIV 相关性牙周病病情发展迅速，短时间内迅速发生严重而广泛的牙周软组织破坏，骨吸收和附着丧失特别严重，甚至有死骨形成。多数患者牙槽骨暴露。

【治疗】

1. 西医治疗

（1）全身治疗：抗病毒治疗。坚持早期、规范、联合用药的原则，核苷类抗转录酶抑制剂 NRTI、非核苷类抗转录酶抑制剂 NNRT1、蛋白酶抑制剂 PI 联合运用能够有效地抑制 HIV 繁殖、蔓延。

（2）口腔表征的治疗

①口腔念珠菌病：局部和全身使用抗真菌药物，如口服氟康唑，每天 100mg（最高剂量曾试用到每天 800mg）或酮康唑每天 200~400mg。对氟康唑或其他唑类药物耐受的患者，可用两性霉素 B 混悬液 1~5ml，每天 4 次，含漱后吞服；也可用伊曲康唑，每天 200mg。局部用克霉唑含片 10mg，每天

5 次，碱性漱口液含漱，口角炎可用咪康唑软膏涂搽。治疗 10~14 天病变可消失。应同时进行高效抗病毒治疗，以重建免疫功能，否则易复发。

为防止复发，常采用维持治疗，局部用药同上，全身使用氟康唑每天 100mg，或酮康唑每天 200mg。酮康唑可影响肝功能，故需对患者的肝功能进行监测。

②毛状白斑：局部用维甲酸和抗真菌剂，严重者用无环鸟苷（阿昔洛韦），每天 2~3g，2~3 周为 1 个疗程。停药后易复发，可用大剂量无环鸟苷维持治疗。与无环鸟苷同样有效的药物有更昔洛韦等。采用高效抗反转录病毒治疗后，毛状白斑可消失。

③ Kaposi 肉瘤：采用手术切除、烧灼刮除或冷冻治疗。同时配合放疗、局部化疗。化疗常选择的药物有长春新碱、长春花碱、阿霉素、蒽环类抗生素、依托泊苷。此外还可以配合生物疗法。

④口腔疱疹：单纯疱疹用无环鸟苷，每天 200~800mg，口服 5 天，或 5~10m/kg，每 8 小时静脉滴注，连用 5~7 天。伴生殖器疱疹者，疗程延长至 10 天；耐药者可改用膦甲酸 40mg 静脉滴注，每 8 小时 1 次。此外可选用泛昔洛韦 15mg，每天 2 次。阿糖胞苷 0.2~2m/kg，静滴 5 天，或肌肉注射干扰素。带状疱疹可用阿昔洛韦每天 800mg，或 5~10mg/kg，静脉滴注，每 8 小时 1 次，7~10 天。万乃洛韦 1g，每天 3 次；泛昔洛韦 500mg，每天 3 次，连用 7 天。一般不用皮质类固醇药物。

⑤HIV 相关牙周炎：进行常规洁刮治术，注意操作时动作宜轻柔，因 AIDS 患者常有出血倾向。术后用 0.1% 氯己

定溶液或聚乙烯吡咯烷酮碘冲洗或含漱。若病情严重，同时口服甲硝唑 200~300mg，每天 4 次；阿莫西林 / 克拉维酸钾 500mg，每天 2 次，疗程为 7~14 天。

⑥复发性阿弗他溃疡：局部使用皮质类固醇和抗菌含漱液。

⑦口干症：使用唾液分泌刺激物，如无糖树胶、毛果芸香碱等。局部使用含氟漱口液或凝胶，以防止龋齿的发生。

⑧乳头状瘤：采用手术切除，或电烙、激光治疗。

2. 中医辨证论治

（1）风热证

证候：急性感染早期，身热，头痛，咽痛，微恶风，咳嗽，乏力，身痛。舌质淡红，苔薄白或薄黄，脉浮数。

治法：祛风解表，清热解毒。

方药：银翘散合五味消毒饮加减。

（2）痰热壅肺证

证候：咳嗽喘息，痰多色黄，发热，头痛，胸痛，口干口苦，皮疹或疱疹，或大热大渴，大出汗，日晡潮热。舌红，苔白或黄，脉浮数或弦数。

治法：清热解毒，宣肺化痰。

方药：清金化痰汤合麻杏石甘汤加减。

（3）脾虚湿滞证

证候：腹泻便溏，脘闷食少，大便溏泻，面色萎黄；或五更泄泻，甚则滑泄不禁，迁延反复，形寒肢冷，腰膝酸软，腹痛绵绵。舌淡，苔白或黄腻，脉濡缓。

治法：和胃健脾，利湿止泻。

方药：理中汤合参苓白术散加减。

（4）气血两亏证

证候：平素体质虚弱，面色苍白，畏风寒，易感冒，声低气怯，时有自汗。舌质淡，脉虚弱或细弱。

治法：气血双补。

方药：八珍汤或归脾汤加减。

【预防与调护】

1. 宣传艾滋病的预防知识。

2. 患者的血液、排泄物、分泌物，以及污染的物品和医疗器械要严格消毒。

3. 远离毒品，洁身自好，禁止性乱，严格选择供血人员，检查血液制品，使用合格的一次性用品。

4. 不与他人共用可能刺破皮肤及黏膜的物品，如牙刷、针灸针、剃须刀以及纹身及纹眉的器具。

5. 口腔医护人员应加强自身防护，避免在操作过程中与含 HIV 的血液或体液无保护性地直接接触，要戴乳胶手套、眼罩、面罩，穿隔离衣，注意机头、器械、工作台消毒，严格执行各项消毒灭菌程序。

二、梅毒

梅毒（syphilis）是苍白螺旋体即梅毒螺旋体引起的一种性传染病，可以侵犯皮肤、黏膜及其他多种组织器官，可有多种多样的临床表现。由于机体的抵抗力和反应性的不同，病程中有时呈无症状的潜伏状态。梅毒可分为一期梅毒、二期梅毒、三期梅毒和先天梅毒，各期梅毒和先天梅毒都可出现口腔病损。本病属中医"霉疮毒气""广疮""时疮""棉花疮"和"杨梅疮"范畴。

【病因病机】

1.西医病因

梅毒的病原体为苍白螺旋体，又称梅毒螺旋体，是一种小而纤细的螺旋状微生物，有6~12个螺旋，必须在暗视野显微镜或电镜下才能看到。梅毒螺旋体属厌氧微生物，离开人体不易生存，抵抗力极弱，对温度和干燥特别敏感。在体外干燥环境中不易生存，煮沸、肥皂水及一般消毒剂如苯酚、酒精等很容易将其杀死。其传染途径有以下几种。

（1）通过性接触传染。

（2）患梅毒的孕妇也可通过胎盘使胎儿受染。

（3）通过输血感染。

（4）偶可通过接触患者用过的日常用品而感染。

2.中医病因病机

中医学认为，梅毒是"霉疮毒气"。"霉疮毒气"通过精化传染（直接传染）、间有气化传染（间接传染）和胎中染毒而侵犯人体，循经入脉，血毒蕴盛，外溢肌肤，或滞留筋骨，或内犯脏腑而发病。

【临床表现】

根据传染途径的不同，梅毒可分为获得性梅毒（后天梅毒）和胎传梅毒（先天梅毒），根据病程的长短可分为早期梅毒和晚期梅毒。

1. 获得性梅毒（后天梅毒）

（1）一期梅毒（primary syphilis）：主要表现为硬下疳（chancre），是梅毒螺旋体在侵入部位发生的无痛性炎症反应。潜伏期为 1 周~2 个月，平均为 2~4 周。硬下疳的好发部位主要在外生殖器，也可发生于唇、舌、咽、面部、肛门、直肠、乳房、手指等处。经 3~8 周硬下疳可不治自愈，不留痕迹或遗留暗红色表浅性瘢痕或色素沉着。一期梅毒除硬下疳和淋巴结肿大外，无全身症状。一期梅毒的口腔表现主要有唇部下疳和舌部下疳。

①唇部下疳：一期梅毒常见的口腔损害于上下唇都可发生，但同时发病者少见。唇下疳常引起唇及周围组织肿胀，其表面有黄色薄痂或为光滑面，可形成溃疡，触之较硬，颌下淋巴结肿大。

②舌部下疳：病变多位于舌前，表面光滑，呈粉红色，覆以灰白色假膜，触之稍硬，无痛，颏下及颌下淋巴结肿大。

（2）二期梅毒（secondary syphilis）：一期梅毒未经治疗或治疗不彻底，螺旋体由淋巴系统进入血液循环形成螺旋体菌血症，可引起皮肤、黏膜、骨骼、眼、内脏、心血管及神经损害。二期梅毒皮损出现之前，由于发生螺旋体菌血症，可出现轻重不等的前驱症状，如发热、头痛、全身关节痛、全身淋巴结肿大等。二期梅毒的黏膜损害多见于口腔、咽、喉或生殖器黏膜，表现为黏膜炎和黏膜斑。

①梅毒性黏膜炎：好发于颊、舌、腭、扁桃体、咽及喉部，表现为黏膜充血、弥漫性潮红，可有糜烂。舌背有大小

不一的光滑区，舌乳头消失，扁桃体红肿，咽后壁淋巴滤泡充血突出。喉部损害如果累及声带，可有声音嘶哑或失音。

②梅毒性黏膜斑：为二期梅毒最常见的口腔损害，可发生在口腔黏膜的任何部位，以唇黏膜最多见，其次为颊、舌及牙龈。损害呈灰白色、光亮而微隆的斑片，圆形或椭圆形，直径为 0.3~1.0cm 或更大，边界清楚，周围有暗红色浸润。

（3）三期梅毒（晚期梅毒）（tertiary or late syphilis）：早期梅毒未经治疗或治疗不充分，经过一定潜伏期，一般为 3~4 年，最长可达 20 年，有 40% 的梅毒患者发生三期梅毒。除皮肤黏膜、骨出现损害外，还侵犯内脏，特别是心血管及中枢神经系统等重要器官，常危及生命。三期梅毒的口腔黏膜损害主要是梅毒舌炎、舌白斑和树胶肿。

①梅毒舌炎：初起时在舌面出现舌乳头消失区，损害区光滑发红，范围逐渐扩大，表现为萎缩性舌炎。舌部有时呈分叶状，表面光滑，伴沟裂，表现为弥散性间质性舌炎。

②舌白斑：三期梅毒舌炎可发生白斑，且容易恶变为鳞癌。

③树胶肿：腭树胶肿可发生于硬腭、软硬腭交界处或舌腭弓附近。初起黏膜表面有小结节，以后逐渐扩大，中心软化、破溃，造成软腭及舌腭弓附近组织破坏及缺损。硬腭树胶肿可造成口腔与鼻腔穿通，患者出现发音和吞咽功能障碍。舌树胶肿好发于舌背，发生在舌体深层的树胶肿一般只有一个，鸽蛋大小，质地坚韧。发生在舌体浅层的树胶肿常为单个或几个结节状物，其表面黏膜充血。损害中央逐渐软化，穿破，形成不规则的穿凿性溃疡，严重者造成组织缺损，影响舌体功能。

2.胎传梅毒（先天性梅毒）（congenital syphilis）

根据发病时间不同，胎传梅毒分为早期胎传梅毒、晚期胎传梅毒和胎传潜伏梅毒。其经过与后天梅毒相似，但不发生硬下疳。晚期胎传梅毒多在 2 岁以后发病，到 13~14 岁才有多种症状相继出现，绝大部分为无症状感染，其中以角膜炎、骨和神经系统损害最为常见，心血管梅毒罕见。

【实验室及其他检查】

1. 梅毒螺旋体检查适用于早期梅毒皮肤黏膜损害，包括暗视野显微镜检查、免疫荧光染色和银染色。

2. 梅毒血清学检测为诊断梅毒必需的检查方法，对潜伏期进行梅毒血清学检查尤为重要。

3. 脑脊液检测用于诊断神经梅毒。脑脊液 VDRL 检测是神经梅毒的可靠诊断依据。

4. 分子生物学检测对诊断胎传梅毒和神经性梅毒具有一定的敏感性和特异性。

【诊断与鉴别诊断】

1. 诊断

根据详细而确切的病史、全身各系统的检查及实验室检查结果进行综合分析，慎重做出诊断。

（1）病损处渗出液或表面取材涂片进行暗视野检查可见梅毒螺旋体。

（2）根据临床特点进行诊断。

（3）进行非梅毒螺旋体抗原血清试验。

（4）梅毒螺旋体血清检测有血细胞凝集（TPHA）试验、明胶凝集（TPPA）试验、酶联免疫吸附试验（ELISA）和荧光螺旋体抗体吸收试验（FTA-ABS）。这类试验用活的或死的梅毒螺旋体或其成分来检测抗螺旋体抗体，特异性强，有助于明确诊断。

2.鉴别诊断

（1）发生在唇、舌部的硬下疳应与鳞癌相鉴别：从病史、梅毒血清学反应及活体组织检测等方面进行区分。

（2）二期梅毒黏膜斑应与白色角化病、白斑、盘状红斑狼疮、药疹、扁平苔藓等疾病相鉴别：可从病史、皮肤和黏膜的临床表现、梅毒血清学检测、抗生素治疗效果等方面进行区分。

（3）腭部梅毒树胶肿应与牙源性脓肿、恶性肉芽肿相鉴别。

【治疗】

1.西医治疗

首选青霉素G，根据不同阶段及不同临床表现选择不同的剂型、剂量和疗程。

（1）早期梅毒：苄星青霉素G240万U，分两侧臀部注射，每周1次，共3次。普鲁卡因青霉素G肌肉注射，每次80万U，每天1次，连续10~15天，总量800~1200万U。对青霉素过敏者，选用头孢曲松钠，每次1.0g，静脉滴注，连续10~14天；或盐酸四环素口服，每次500mg，每天4次，连续15天。多西环素口服，每次100mg，每天2次，连续15天。

（2）晚期梅毒：苄星青霉素G240万U，臀部注射，每周

1次，共3次，或用普鲁卡因青霉素G肌肉注射，每次80万U，每天1次，连续20天。对青霉素过敏者，采用盐酸四环素口服，每次500mg，每天4次，连续30天。多西环素口服，每次100mg，每天2次，连续30天。

梅毒患者经足量规范治疗后，还应定期体检及进行非梅毒螺旋体抗原血清学检测，以了解治疗情况。

2. 中医辨证论治

（1）肺脾蕴毒证

证候：见于气化染毒，疳疮发生于手指、乳房、口唇及生殖器以外的部位，杨梅疮好发于躯干上部，疮小而干。舌红，苔黄，脉数。

治法：清泻肺热，祛风解毒。

方药：杨梅一剂散加减。

（2）肝经湿热证

证候：见于精化染毒的杨梅疳疮，疳疮生于男子龟头、包皮系带、女子阴户及阴道内，质硬湿润。可伴有口苦、口干，小便黄赤，大便干结。舌红，苔腻，脉滑数。

治法：清热利湿，解毒祛梅。

方药：渗湿汤加减。

（3）血热蕴毒证

证候：见于精化染毒二期梅疮，周身起杨梅疮，色如玫瑰，不痛不痒，或有丘疹、脓疱、鳞屑。可伴有口舌生疮，口渴喜饮，大便秘结。舌红，苔黄，脉数。

治法：凉血解毒，泻热散瘀。

方药：清血搜毒丸合三仙丹加减。

（4）肝肾亏损证

证候：见于晚期。逐渐两足瘫痪或萎弱不行，肌肤麻木或感虫行作痒，筋骨窜痛，腰膝酸软，小便困难，大便秘结。舌红少苔，脉细数。

治法：温补肝肾，填髓息风。

方药：地黄饮子加减。

【预防与调护】

1. 避免不洁性行为，若有可疑梅毒接触史，应及时做梅毒血清学检测，早期发现，早期治疗。

2. 对疑似患梅毒的孕妇，先给予 1 个疗程的预防性治疗，防止将梅毒传染给胎儿。

3. 对已接受治疗的患者，应定期观察。

三、尖锐湿疣

尖锐湿疣（condyloma acuminatum，CA）又称生殖器疣（genital wart），是由人乳头瘤病毒（human papillomavirus，HPV）所致的皮肤黏膜良性赘生物。临床上以皮肤黏膜交界处出现疣状赘生物为特征，具有高度接触传染性。本病属于中医"疣""疣疮""疣目"等范畴。

【病因病机】

1. 西医病因

尖锐湿疣病原体为人乳头瘤病毒，传播途径包括如下几个方面。

（1）直接性接触传染：与患者发生性接触后约有 2/3 的人被感染。通常通过不洁性交，经受损的皮肤和黏膜感染。

（2）母婴传染：婴幼儿尖锐湿疣或喉乳头瘤病和儿童的尖锐湿疣，可能是分娩过程中胎儿经过感染 HPV 的产道或在出生后与母亲密切接触而感染。

（3）间接物体传染：通过日常生活用品，如内裤、浴盆、浴巾等感染。

2. 中医病因病机

中医学认为，本病的病理因素为湿、毒、瘀。主要的发病原因为房事不洁，或外阴不洁，感受湿热淫毒和秽浊之邪，日久蕴积搏结于皮肤黏膜所致。

【临床表现】

潜伏期为 1~8 个月，平均为 3 个月。初起为细小淡红色丘疹，后逐渐增大加多，表面凹凸不平，湿润柔软，呈乳头样、蕈样或菜花样凸起，红色或污灰色，根部常有蒂，且易发生糜烂渗液，易出血。

口腔尖锐湿疣好发于舌、腭、唇、颊及牙龈，表现为单个或多个无痛性疣状结节，有蒂或无蒂，可逐渐增大或融合，形成菜花状或乳头状，颜色正常或呈苍白色，患者可有异物感。

【实验室及其他检查】

1. 醋酸白试验；2. 碘黄试验；3. 细胞学或组织病理学检查。

【诊断与鉴别诊断】

1.诊断要点：依据病史、临床表现和实验室检查进行诊断。醋酸白试验阳性和活检有助于明确诊断。

2.鉴别诊断

（1）与迷脂腺症的鉴别：迷脂腺症是发育性的皮脂腺异位，表现为口腔黏膜有很多浅黄色或黄白色粟粒状微隆的颗粒，数目多时形成黄色斑块，常为左右对称，好发于间线附近的颊黏膜及唇红、口角区，无自觉症状。组织学检查为成熟的皮脂腺小体。

（2）与乳头状增生的鉴别：患者常有不良修复体和口腔卫生不良史。病损表现为多个红色乳头状增生，最常发生于腭部和义齿边缘的龈颊沟内。组织学表现为多个乳头状凸起，每个乳头的中心为结缔组织，表面覆以复层鳞状上皮，上皮呈不全角化或正角化。

【治疗】

1.西医治疗

目前治疗本病的方法主要以去除外生性疣为主。外治的方法有药物治疗、冷冻治疗、激光治疗、微波治疗、电烧治疗、手术治疗等。药物治疗：局部可用0.5%足叶草毒素酊、10%~25%足叶草酯酊、50%三氯醋酸溶液、氟尿嘧啶软膏。全身可用干扰素和抗病毒药物。

2. 中医辨证论治

（1）肝经湿热证

证候：皮肤或黏膜见疣体红色或灰色，表面潮湿，糜烂，尿赤便结，口苦咽干。舌红，苔黄腻，脉滑数。

治法：清肝利胆，除湿散结。

方药：龙胆泻肝汤加减。

（2）气滞血瘀证

证候：疣体暗红或暗紫色，表面坚硬，时感会阴部或胸胁刺痛。舌质紫暗或偏暗，脉沉涩。

治法：行气活血解毒。

方药：桃红四物汤加减。

（3）肝肾亏虚证

证候：疣体色红，腰膝酸软，头目眩晕，盗汗遗精。舌红少苔，脉细数。

治法：滋养肝肾。

方药：六味地黄丸加减。

【预防与调护】

1. 避免不洁性行为。

2. 避免使用公用毛巾、浴巾，避免在公共浴缸内沐浴。

3. 追踪观察患者的性伴侣，同时进行治疗。

第六章 口腔溃疡常用中药方剂及特色疗法

第一节 常用中药

青黛

【药用】为爵床科植物马蓝、蓼科植物蓼兰，或十字花科植物菘蓝叶中干燥色素的加工制品。

【性味与归经】咸，寒。归肝、肺、胃经。

【功效】清热解毒，凉血消肿，疗口疮。

【应用】

（1）用于热毒为患，口舌溃烂、红肿疼痛等，内服、外用均有疗效。外用时，研末，合入冰硼散中应用。

（2）用于火热炽盛、迫血妄行之衄血，配伍生地黄、牡丹皮、白茅根等。

（3）用于火热毒盛所致咽喉肿痛、痄腮，常与蒲公英、紫花地丁、金银花配伍。

【用量】1.5~2g，冲服。外用适量。

【按语】青黛咸寒，入肝胃肺经。咸入血分，寒以清热，用于热毒炽盛所致咽喉肿痛、口舌生疮、痄腮、疮疡肿毒等有较好疗效。尤其是外用治疗口疮效果明显。

五倍子

【药用】为漆树科落叶灌木或小乔木植物盐肤木，或同属植物青麸杨等叶上寄生的虫瘿，9~10月摘下虫瘿，煮死内中寄生虫，干燥，敲开，除去杂质，生用。

【性味与归经】酸、涩，寒。归肺、大肠、肾经。

【功效】敛肺降火，止血，敛口疮。

【应用】

（1）用于虚火上炎，口舌溃疡，经久不愈，可单用研末外敷，或配入六味地黄丸内服。

（2）用于气血不足和气虚湿困，口舌溃烂，经久不愈，可配合补中益气汤内服。

（3）用于鼻部、耳部湿疮流水，溃疡不敛，本品单用或与枯矾配伍使用。

（4）用于肺虚久咳，咽部不适，常与五味子同用。

【用量】3~6g。外用适量。

【按语】五倍子味酸能收，性涩能敛，气寒降火，有降火、敛疮、愈口疮之能。对于各种原因所致之口舌溃烂、经久不愈者，用之有良好的敛疮愈烂作用。无论内服、外用均有效果。尤以外用效果较佳。

人中白

【药用】为人尿自然沉结之灰白色薄片，质脆易碎，有尿秽气。用清水浸漂，刮去杂质，晒干，煅后入药。

【性味与归经】咸，寒。归三焦、膀胱经。

【功效】清热解毒，祛瘀止血，敛口疮。

【应用】

（1）用于火热邪毒所致咽喉肿痛、牙疳、口疮等，本品配伍青黛、薄荷、冰片、白芷、鹿角灰等，如人中白散。

（2）本品内服可治吐血、衄血。

【用量】3~6g。多外用。

【按语】人中白性寒味咸，为清热降火解毒之品，并有敛愈口疮、消肿止痛之效。《本草纲目》谓："今人病口舌诸疮，用之有效，降火之验也……治咽喉口齿生疮，疳䘌，诸窍出血……。"故用治咽喉肿痛、牙疳、口疮等症有良好疗效。

柿霜

【药用】为柿科植物的果实，成熟的柿子，制成柿饼时外表所生的白色粉霜，扫下后贮阴凉干燥处，备用。

【性味与归经】甘，凉。归心、肺经。

【功效】清热化痰，润燥利咽，敛愈口疮。

【应用】

（1）用于上焦火邪，或虚火上炎所致口舌生疮，经久不愈，以本品配伍硼砂、冰片等，研末外用。

（2）用于火热或虚火所致咽喉肿痛、干燥不适，配伍沙参、麦冬、玄参、薄荷等。或入散剂外用。

【用量】3~10g。外用适量。

【按语】柿霜入肺，甘凉滋润，有清肺热、化肺痰、滋肺燥、利咽润喉、敛愈口舌疮烂之效。《本草纲目》谓："治咽喉口舌疮痛。"用治虚实火热之口舌生疮、咽喉肿痛等，无论内服、外用均有良好疗效。尤以外用效果最佳。入丸制成含化剂，有较好的润利咽喉作用。

西瓜霜

【药用】为西瓜皮和皮硝混合制成的白色结晶。选西瓜一个，在瓜蒂处切开。挖取瓜肉瓤，将皮硝装入瓜内，封闭瓜蒂切开处，悬于通风处，十余天后，瓜皮外面即不断析出白霜，扫下白霜装密闭瓷瓶中，置阴凉干燥处备用。

【性味与归经】咸，寒。归肺、脾经。

【功效】清热解毒，消肿祛腐，润利咽喉，敛愈口疮。

【应用】用于虚、实性口舌生疮，症有咽喉肿痛、溃烂、干痒不适，喉干音哑，牙疳，久嗽咽痛等，本品常配伍硼砂、朱砂、僵蚕、冰片等，研末外用，或含化。

【用量】1~3g。以外用为主。

【按语】西瓜霜味咸性寒，有较好的清热解毒、消肿祛腐作用。用于咽喉口腔疾患，有良好的润利咽喉、敛愈溃烂效果，是咽喉口腔疾病常用之品。对于虚火实热之患均可应用。尤其入散外用，或入丸含化，效果尤佳。

明矾

【药用】为明矾石提炼品，又称白矾。生用或火煅除去其结晶水，则为枯矾。研末用。

【性味与归经】酸、涩，寒。归肺、肝、脾胃、大肠经。

【功效】收湿敛疮，止痒，止血，消痰。

【应用】

（1）用于虚证口舌生疮，经久不愈，本品配伍朱砂、硼砂、西瓜霜、象皮等，研末外用。治实火口舌生疮、小儿口疮、鹅口疮，配黄柏、青黛、冰片等外用。

（2）用于湿聚痰结所致之鼻息肉、脓耳流脓不止、旋耳疮、鼻疳等，可配伍硇砂散、红棉散、柏石散等外用。

【用量】1~3g，入丸散。外用适量。

【按语】明矾酸涩气寒，以酸为用，有良好的收湿敛疮、止痒效果，是治疗耳鼻咽喉口腔溃烂、浸淫流水、发痒、久而不愈的常用之品。对于鼻息肉亦有较好疗效。一般以外用为主，而且以枯矾为多用。

赤石脂

【药用】为单斜晶系的多水高岭土。全年均可采挖，拣去杂石，研粉水飞或火煅水飞用。

【性味与归经】甘、涩，温。归大肠、胃经。

【功效】生肌敛疮，止血，涩肠，敛愈口疮。

【应用】用于虚证口舌生疮，溃疡不敛，牙龈溃烂出血，经久不愈等，本品常配伍龙骨、炉甘石、五倍子、血竭、乳香等，研末外用。

【用量】6~15g。外用研细末撒患处。

【按语】赤石脂甘涩性温，归大肠、胃经，甘温益气调中，涩能收敛生肌、敛愈疮烂，外用有生肌敛疮、止血、敛愈口疮之能。对于口舌生疮、牙龈出血、经久不愈者，有较好的敛疮止血效果。

胆矾

【药用】为硫化铜氧化分解形成，或人工制成水合硫酸铜，研末或煅后研末服。

【**性味与归经**】酸、涩、辛，寒。有毒。归肝、胆经。

【**功效**】外用解毒收湿，蚀疮去腐。

【**应用**】

（1）用于口疮、牙疳，常配伍儿茶、胡黄连研末，如胆矾散。

（2）用于鼻息肉等，可配伍硇砂散同用。

（3）用于喉风痰涎壅盛、呼吸困难者，用本品少量内服，以涌吐痰涎等，或同僵蚕为末吹喉，以泄痰涎等。

【**用量**】内服 0.3~0.6g。外用适量。

【**按语**】胆矾酸、涩，辛而寒，有解毒收湿敛疮之效。以外用为主。为口疮、牙痛、咽喉肿烂、风眼赤烂、鼻息肉等五官科疾病常用之品。本品有毒，小量应用有解毒收湿和防腐功效；浓度较大有腐蚀作用。内服刺激肠胃，可引起反射性呕吐。

硼砂

【**药用**】为硼砂矿石提炼的结晶体，密闭容器保存，防止风化。生用或煅用。

【**性味与归经**】甘、咸，凉。归肺、胃经。

【**功效**】外用清热解毒，内服清肺化痰。

【**应用**】

（1）用于咽喉肿痛，口舌生疮。常配伍冰片、玄明粉、朱砂吹搽患处，如冰硼散。如配伍雄黄、冰片、甘草为四宝丹，治鹅口疮等。

（2）用于痰火壅盛，痰黄黏稠，咳吐不利，本品配伍瓜蒌、贝母等药以清肺化痰。

【用量】内服 1.5~3g。外用适量。

【按语】硼砂甘凉清热，咸可软坚。内服能解胸膈肺胃之痰热，以化痰结、通咽喉；外用有解毒消肿防腐作用。常用于口舌生疮、咽喉肿痛、目赤障翳等。

黄柏

【药用】为芸香科落叶乔木植物黄檗木和黄皮树除去栓皮的树皮。清明前后剥取树皮，刮去粗皮，晒干压平，切片生用或盐炒用。

【性味与归经】苦，寒。归肾、膀胱、大肠经。

【功效】清湿热，泻火毒，退虚热，疗口疮。

【应用】

（1）用于湿热火毒为患、口舌溃烂、耳疖耳疮、鼻疔、旋耳疮等。用本品与黄连、栀子配伍，研末外敷或煎水内服。

（2）用于肾阴虚、虚火上炎之口疮、咽喉干痛等。常配熟地黄、知母、牡丹皮、山萸肉等，如知柏地黄丸。

【用量】3~12g。

【按语】黄柏苦寒沉降，主入肾经。长于泻肾火，退虚热，清下焦湿热等，《中药大辞典》谓："清热，燥湿，泻火，解毒。治口舌生疮。"用治湿热、虚火之口舌生疮、咽喉肿痛、溃烂有良好疗效。

第二节　治疗口疮专方

一、古代方剂

1.二阴煎：治劳伤心脾，火发上炎，口舌生疮。生地二三钱，麦冬二三钱，枣仁二钱，生甘草一钱，玄参一钱半，黄连一二钱，茯苓一钱半，木通一钱半。水两盅，加灯心草二十根，或竹叶亦可。煎七分，食远服。(《景岳全书·卷五十一》)

2.十味导赤散：治心脏实热，口舌生疮，惊悸烦热诸症。黄连、黄芩、麦冬、半夏、茯苓、赤芍、木通、生地、地骨皮、甘草各五分，姜五片。水煎服。(《杂病源流犀烛·卷六》)

3.马牙硝散：主口疮。马牙硝(研末)一两。上为末。每服一钱匕，含咽津，一日三五次。(《圣济总录·卷一百一十七》)。

4.败毒散：主治疹后口臭、口疮。生地黄一钱五分，丹皮七分，柴胡七分，桔梗八分，薄荷五分，连翘八分(去心)，牛蒡子八分(炒，研)，黄柏五分(蜜水炒)，天花粉八分，黄芩七分(酒炒)，黑参八分，赤芍五分，金银花八分，甘草三分(生)。引加煅石膏一钱，淡竹叶一钱，灯心五十寸，同煎；再用生犀角(现用生水牛角)磨汁，和药同服。(《痘疹定论·卷四》)

5.秦艽散：治虚劳口疮久不愈。秦艽(去苗土)、柴胡(去苗)各一两。上为散。每服三钱匕，割猪肝三两片，用

酒煮之，去肝，取酒调药，温服十服，当愈。(《圣济总录·卷一百一十七》)

6.金花丸：治口疮。黄连、黄芩、黄柏、栀子、大黄（便秘加之）各等分。上为末，水为丸。每服三十丸，白汤送下。(《证治准绳·类方·卷八》)

二、现代方剂

1.附桂川连木黄汤：大黄、黄连各6g，附子、肉桂各3g。水煎服。(《名医秘方绝招新编》1994)

2.儿茶、黄芪、白术、怀山药、淡竹叶、干芦根各15g，麦冬、淡苁蓉各12g，木通、甘中黄各5g。水煎，口服。舌苔厚腻者改白术为苍术、白术各9g。(《中医杂志》1981，（7）：40)

3.加味泻黄散：生石膏30g（先煎），山栀15g，甘草、藿香、防风各12g，黄连、玄参、麦冬、生地、大黄各10g。水煎，分3~4次服。(《黑龙江中医药》1990，（6）：20)

4.生地、地骨皮、野菊花、连翘、茯苓、山药各15g，砂仁3g，升麻10g。水煎，口服，用治阴虚内热之复发性口腔溃疡。(《上海中医杂志》1981，（9）：19)

5.口疮饮：生地、玄参、薏苡仁、怀山药、半枝莲各15~30g，扁豆、制首乌各10~20g，石斛、蚤休各10~15g，青果3~9g，生甘草、黄柏各3~6g。水煎服。(《实用中医药杂志》1997，13（2）：6)

6.口痔煎：黄芪、天冬、冰片、黄柏各15g，黄连、白芷、升麻各6g，丹参30g。水煎服。(《实用中西医结合杂志》1997，10（14）：1376)

7. 导赤清胃汤：生地 15g，木通、竹叶、牡丹皮各 9g，生石膏（先煎）、灯心草各 30g，黄连 3g，生甘草 6g。水煎服，用治心脾炽热型复发性口腔溃疡。(《吉林中医药》1997，17（4）：14)

8. 连榆煎剂：黄连、地榆各 10g，捣成粗末加水 150ml 煎至约 50ml，加冰片粉 0.5~1g，用于涂布口腔溃疡面。(《临床口腔医学杂志》1997，13（3）：187)

9. 泻黄导赤汤：生石膏 15~20g，焦栀子、防风、藿香、淡竹叶、川牛膝各 10g，木通、生甘草各 6g，生地 12g。水煎服。(《中国民间疗法》1998，28（2）：47)

10. 菖蒲黄柏生姜汤：菖蒲、蜜炙黄柏、柴胡、枳实各 10g，生姜、法半夏各 9g，板蓝根 12g，生大黄 7g。水煎服。(《甘肃中医》1998，11（4）：35~36)

11. 自拟方：用于复发性口腔溃疡。菟丝子 15g，黄精、天冬、麦冬、石膏、盐黄柏、知母各 12g，金银花、天花粉、淡竹叶各 9g，甘草 6g。水煎服。(《中国现代医药杂志》2005，7（2）：64)

第三节　中医特色疗法

一、外治疗法

（一）局部用药

有报道用各种散剂局部敷药，可收良效。局部用药之初，口疮受到药物刺激，疼痛加剧，流涎增多，但后即痛止，逐渐愈合。常用的外用散剂及其功效如下。

1. 锡类散：适用于各型口疮，有祛腐解毒生肌之功效。
2. 冰硼散：适用于实火口疮，有清热解毒止痛之功效。
3. 珠黄散：适用于实火口疮，有清热解毒止痛之功效。
4. 西瓜霜：适用于实火口疮，有消肿止痛之功效。
5. 珍珠散：适用于疮面深大、经久不愈之溃疡，有清热消肿解毒之功效。

（二）远端外部用药

即用药贴敷于远离口腔的身体其他部位治疗复发性口腔溃疡。据临床报道，有用中药细辛研末，和水成糊，加甘油（蜂蜜亦可）调匀，贴于脐部，治疗复发性口腔溃疡，疗效颇佳。亦有用陈醋调细辛末贴脐治复发性口腔溃疡者。还有人用陈醋调吴茱萸末敷涌泉穴治疗复发性口腔溃疡。

（三）中药药膜

中药药膜是近年来研究的主要方法之一。如有用水蛭药膜、野菊花药膜、珍珠薄膜、青黛药膜、口泰药膜、蜂胶药膜等贴敷于复发性口腔溃疡疮面，治疗复发性口腔溃疡取效。

（四）烧灼法

对于间歇期长、疮面小、溃疡数量少者适用。一般可用10% 硝酸银，或者 10%~30% 三氯醋酸、10% 石炭酸，用细棉签蘸灼溃疡表面。烧灼时切勿损伤正常组织。

二、针灸疗法

古医籍中，对于口疮运用针灸疗法早有记载。如《医学纲目》曰："口疮，取承浆、合谷、人中、长强。又取金津、玉液各出血。又取委中，泻后溪，此二穴乃心火肾水二经之表。"《针灸聚英·杂病歌》曰："牙疳蚀烂至生疮，恰如小筋头样大，七壮须灸在承浆。"《针灸大成·治症总要》载："口内生疮：海泉、人中、承浆、合谷……"等等。

（一）针刺法

体针：选用廉泉、足三里、合谷、曲池、颊车、内关穴。上唇溃疡加人中，下唇溃疡加承浆，颊部溃疡加地仓，舌体溃疡选廉泉。针刺单侧或双侧，针法采用平补平泻，或强刺激，不留针。5~10次为1个疗程。穴位交替选用。

耳针：常用穴位有口、舌、神门、胃、皮质下、内分泌、肾上腺、脾、心等。每次可选3~4个穴，用王不留行籽贴敷压于穴位，每日稍加压力按摩3次，每次10分钟。隔日或每3日治疗1次，双耳交替治疗。

穴位封闭：采用维生素B_1、维生素B_{12}、当归注射液等行穴位封闭治疗。选取足三里、牵正、曲池、颊车穴。每日1~2穴，每次0.2~0.5ml，隔日或3日1次。

（二）灸法

◆ **方法1**
取穴：地仓、合谷、内庭。

灸法：①艾条灸：点燃艾条，火头距离穴位处皮肤2~3cm进行熏烤，使皮肤有较强的刺激感，火力要壮而短促，以达消散邪气之效，每穴灸约5分钟，若皮肤产生小疱，任其自然吸收，但不要产生大的瘢痕，刺激以患者能忍受为度。②艾炷灸：在穴位处涂上大蒜汁，以粘住艾炷，选用标准大中艾炷施灸，可吹火使艾炷燃烧加快，当穴下产生强烈刺激感时即去除艾炷。一般灸3~10壮，适用于慢性顽固性病症。③艾炷隔姜灸：穴位上放2mm厚的生姜片，中间穿数孔，生姜片上放艾炷，每次选3~5穴，每穴灸3~10壮，隔日1次，7~10天为1个疗程。适用于脾胃积热型口腔溃疡，症见口腔内黏膜、舌面等处见黄白色溃烂点，或见白色糜粥样溃烂成片，周围黏膜鲜红微肿、灼热作痛，影响进食，兼见发热、口渴、溲赤、便秘、舌红、苔黄或腻、脉滑数。施灸方法：宜选用手阳明大肠、足阳明胃经穴进行治疗。

◆ **方法2**

取穴：照海、三阴交、廉泉、复溜。失眠者加神门、内关。

灸法：每穴灸疗的时间可灵活掌握，穴位下要有一定的刺激感，以达到祛病除邪之效。适用于阴虚火旺型口腔溃疡，症见溃疡点灰白，周围色淡红，溃点一般为1~2个或2~3个，周围轻微充血，兼见口干舌燥、溃疡点疼痛、失眠、五心烦热，舌红苔少，脉细数。

◆ **方法3**

取穴：三阴交、足三里、阴陵泉、合谷。

灸法：①艾条温和灸：艾条火头距离穴位3cm左右进行熏烤，使火力温和缓慢透入穴下深层，皮肤可有温热舒适而无灼痛感。每次选 4~5 穴，每穴灸 10~15 分钟，至皮肤稍起红晕即可。每日灸 1 次，5~7 次为 1 个疗程。②艾炷无瘢痕直接灸：将施灸穴位涂敷少许凡士林油以粘住艾炷，用中小艾炷，放小艾炷点燃，皮肤感到灼痛时即去除艾炷，更换新艾炷续灸，连灸 3~7 壮，以穴下皮肤充血红晕为度。③艾炷隔姜灸：穴位上放 2mm 厚的生姜片，中间穿数孔，生姜片上放艾炷，每次选 3~5 穴，每穴灸 3~10 壮，隔日 1 次，7~10 天为 1 个疗程。适用于气血亏虚型口腔溃疡，症见溃疡点不充血、疼痛轻、反复发作，或伴畏寒便溏，舌淡苔白，脉细弱。

三、涂敷疗法

[方 1] 白及粉 2 份，白糖 3 份，共混合均匀，取药粉适量涂敷患处，消毒棉球压迫隔湿 15 分钟，或用水调成糊状敷患处，每日 3 次。

[方 2] 大葱白，用刀削去外层，将有汁面贴患处，每日 2~3 次，3~4 日愈。

[方 3] 鸡蛋治疗口疮。鸡蛋膜 1 片，用淡盐水 20ml 浸泡数分钟，贴患处，治疗各种口疮；或鸡蛋 3 个加清水煮熟，去壳和蛋白，将蛋黄放入铁锅内搅拌，文火烤至发黄，后用武火烤至出油，去渣取油，每只蛋黄可炼油 4~5ml，装瓶备用。使用时，先清洗创面，擦鸡蛋油，每日 1~2 次，2~3 天愈；或鸡内金适量烧炭存性，以炭末涂敷于溃疡面上，每日 3 次，一般 2~4 次痛止，1 周左右溃疡消失；或鸡肝 1 具，雄黄 10g，冰片 5g，将鸡肝放瓦上焙干，共研极细末，涂敷溃疡面上，每日 4~5 次。

［方4］蜂蜜治疗口疮。蜂蜜适量，于刷牙后涂敷于溃疡面上，含化数分钟，可咽下，重复2~3次，连续2~3天即愈；或凤尾草适量研细末，加蜂蜜调匀，每日涂患处4~5次，可促进溃疡的愈合；或蜂胶液1~2滴涂抹患处；或3%蜂胶乙醇溶液1份，与甘油2份调匀，涂布患处，每日1~2次，有消炎、止痒、止痛和溶解胶质及促进溃疡愈合的作用。

［方5］桂林西瓜霜（含有西瓜霜、黄连、贝母、黄芩、射干、梅片等）敷撒患处，每日数次。

［方6］黄柏治疗口疮。黄柏、诃子各等份，研细末，香油调涂患处；或黄柏、青黛各等份，研末，敷患处，治疗口疮臭烂有效；或黄柏120g，炙甘草60g，青黛30g，研末，取1~2g掺口内，忌醋、酱、盐1~2日，治疗老幼口疮多时不愈者。

［方7］黄连治疗口疮。黄连、大黄各等份，共研细末，敷患处，每日2~3次，治疗口舌生疮；或黄连、川椒各等份，研末，每取少许敷疮面上，嚼化良久，以凉水漱咽，治口疮；或黄连素3g，冰片1g，共研细末，与猪胆汁调匀，涂患处，每日早晚各1次；或无味黄连素药末敷在溃疡面上，每日3~4次，连用4天；或川黄连6g，研细末，加蛋黄油适量调匀涂患处，治疗阴虚火旺、心脾积热型口疮。

［方8］姜适量，焙干研细末，取少许敷患处，每日数次。

［方9］九香虫（臭大姐）6只，香油（芝麻油）60g，香油煮沸，将九香虫炸至焦黑后捞出弃去，取油，凉后装瓶备用。使用时，用棉签蘸药油涂擦患处，每日2~3次。

［方10］芦荟叶1枝，洗净劈开，将新鲜面贴敷于溃疡面上，每日3~4次，一般2~3天愈；亦可将新鲜芦荟洗净，清除周边小刺，取适量置于口中咀嚼并含之，含化时间越长

越好，每日数次。

［方11］灭滴灵治疗口疮。灭滴灵 0.2g，痢特灵 0.1g，共碾细末，加食用香油适量，调成糊状，涂患处，每日 3 次，1~2 天愈；或灭滴灵 2~4 片，研细末，加入甘油 10ml 混匀，涂擦口腔溃疡处，每日 3~4 次，2~3 天愈；或灭滴灵粉直接涂抹溃疡处。

［方12］茄蒂适量，烧成灰，研成细末，涂于疮面上，每日 1~2 次。

［方13］青黛 9g，薄荷 3g，硼砂 18g，冰片 3g，共研末涂患处。亦可选用人中白散、冰硼散（轻型）、锡类散（重型）。

［方14］蚯蚓 1~2 条，捣烂涂敷患处，每日换药 3~4 次，治口疮。

［方15］生白矾 5 份，朱砂 1 份，共研末，取少许敷患处，立效。

［方16］石榴皮、棕榈皮各等量，煎熬成黏稠液体，涂敷患处。

［方17］柿霜，取少许涂敷口疮患处，每日 4~5 次，3 日愈。

［方18］维生素治疗口疮。维生素 B_2 适量，研末，香油调匀涂患处，每日 4~6 次，连续 2~3 天，多能痊愈；或用维生素 C 粉末，或维生素 E 胶丸油，或西米替丁粉末，酌选涂敷患处。

［方19］蜈蚣 2 条，熟石膏、朱砂各 3g，冰片 0.3g，共研极细末，涂敷口疮及其周围，效良。

［方20］五倍子（白色）2 份，五味子（黑色）1 份，分

别制成粉末，混匀后涂敷患处，治疗口疮和口腔白斑；或五倍子3份，冰片2份（或枯矾2份），研细末，涂患处；或五味子适量，研细末，撒疮面上，即愈。

［方21］西瓜皮1000g，火硝48g，皮硝100g，冰片3.5g，前三味药先制霜，然后加冰片研匀，取少许（约0.3g）敷于患处。

［方22］烟叶100g，浸泡24小时后加水1000ml，小火煎至200ml，冷却后涂擦患处，每日3次，1~2次痛止，2~4天愈。

［方23］云南白药粉适量，撒布在溃疡面上，每日2~3次。

四、含漱疗法

［方1］冬青叶洗净，取几小片含在口中或轻嚼，但不能嚼碎，20~30分钟后吐掉，每日3次。

［方2］蜂胶（使用医用蜂胶，天然蜂胶含铅）数滴，滴入牛奶或温开水中，口内含化，3~5分钟后咽下。

［方3］甘草适量，热水浸泡，待温后反复漱口，每日3次。

［方4］马鞭草（鲜品）全草100g或干品50g，加水300ml，放砂锅内煮沸5~10分钟（不用铁锅），待温后含漱或含服，每日多次，每日1剂，3~5天愈。

［方5］浓茶水含漱，每日数次；或浓茶水加盐少许，分次漱口。

［方6］蒲公英（鲜品）100g或干品50g，洗净水煎，含

漱并咽下，每日数次，直至痊愈。

[方7]蔷薇根、角蒿为口腔之神药，浓煎蔷薇根汁含之，又稍稍咽之，日3夜1，冬用根，夏用茎叶；或角蒿灰敷之，对口疮有良效。

[方8]生姜适量，捣烂取汁，频频漱口；或将生姜焙干，研为细末，涂敷患处。

[方9]生萝卜数个，鲜藕500g，洗净捣烂搅汁，取其含漱，每日数次，连漱数日，治疗心火上炎所致口疮；或经常用萝卜自然汁漱口，能防治口疮。

[方10]其他含化疗法，如砂糖1块，吞化即愈；或六神丸2粒置患处含化；或酸米醋口含，吐涎，再含硼砂，治疗口舌生疮。

[方11]选用金银花、竹叶、白芷、薄荷等量，或黄柏、菊花、决明子、桑叶等量，煎煮过滤，含漱口腔，有清热解毒、消肿止痛的作用。

五、贴足疗法

[方1]大蒜泥适量，涂敷两足心，包扎固定，每日1换，有引热下行、治疗口疮及辅助止血的作用。

[方2]葱白、白萝卜子、芥菜子各30g，共捣成泥状，贴敷两足心，每日换药1次。

[方3]附子（生品）研末，取药末适量用醋和面粉调敷足心，男左女右，每日1换，治疗大人久患口疮者。

[方4]二圣散治口疮，吴茱萸、大川乌各15g，取15g药末，用醋调成糊状，临睡前贴敷两足心，包扎固定，次日

便见效。

[方5] 天南星研末，取药末适量，醋调敷两足心，每日1换，治疗大人、小儿口疮。

[方6] 吴茱萸（炒）、炒地龙，各研细末，取等量混匀，用醋调，敷足心，治疗老年虚火口疮。

[方7] 吴茱萸9~12g，研末，用水或鸡蛋清调敷两足心，包扎固定，每日1换，治疗口舌溃疡，最宜治疗小儿口疮，且又不肯服药者，1贴即愈。

六、贴脐疗法

[方1] 吴茱萸醋炒，炒香炒熟后，取15g，加干姜15g，木鳖子5枚，去壳，共为细末，每用1~2g，冷水调涂纸上，贴脐，每日1换，治疗虚火型口疮。

[方2] 细辛粉9~12g，加水调匀，或再加少量甘油或蜂蜜调成糊状，贴敷脐部，纱布覆盖，胶布固定，每日1换，酌情选择换药次数，最宜治疗小儿口疮。

七、导引疗法

导引疗法是防治口疮的方法之一。导引是通过意念和行体动作，导引神气以养形魂，调整呼吸以养气息，利用呼吸吐故纳新，利用运动引申肢体。口疮导引的方法是先收缩脖颈和咽部，然后头后仰，使颜面向上，用力耸起双肩，头向左右两侧慢慢摆动，休息片刻后再重复上述动作，做此动作时必须先慢后快，不得先急后缓。

八、拔罐疗法

[方法1]

取穴：足太阳膀胱经的大杼至膀胱俞，督脉的大椎至腰俞。

施术：患者取俯卧位或俯伏坐位，充分暴露背部，在背部涂适量的润滑油，选择大小适宜的火罐，用闪火法将罐吸拔于背部，然后轻轻地沿着膀胱经和督脉的穴位来回推拉火罐，至皮肤出现红色瘀血现象为止，起罐后擦净皮肤上的油迹。每周治疗1~2次，5次为1个疗程。如溃疡、糜烂严重者，可加刺地仓、颊车、合谷等局部穴位，采用平补平泻的手法，取得针感后留针20分钟或加电脉冲刺激20分钟。

[方法2]

取穴：大椎、太阳、足三里、合谷、少海。

施术：将以上穴位进行常规消毒，每穴用三棱针点刺2~3下，至皮肤出血，选择适当大小的火罐，用闪火法立即将罐吸拔于所点刺的穴位，留罐10~15分钟，拔出毒血1~5ml，起罐后擦净皮肤上的血迹。如口角疮可配合地仓、颊车，泻法用针刺；如舌疮可配合少冲、少泽刺血；如牙龈疮可配合厉兑、内庭刺血。每周治疗1~2次，6次为1个疗程。

九、泡足疗法

（1）生石膏60g，知母20g，升麻15g，竹叶30g。将以上药物同入锅中，加水适量，煎煮30分钟，去渣取汁，先取

1 小杯用于漱口，然后将剩余药汁倒入泡足桶中，泡足 30 分钟，每晚 1 次，10 天为 1 个疗程。具有清泻实火的功效。适用于复发性口腔溃疡，见溃疡红肿疼痛、口臭便秘者。

（2）生地黄 30g，木通 10g，玄参 20g，芦根 50g，生甘草 5g。将以上药物同入锅中，加水适量，煎煮 30 分钟，去渣取汁，先取 1 小杯用于漱口，然后将剩余药汁倒入泡足桶中，泡足 30 分钟，每晚 1 次，10 天为 1 个疗程。具有清泻实火的功效。适用于复发性口腔溃疡，见溃疡红肿疼痛、口臭便秘者。

（3）生地黄 30g，牡丹皮 15g，玄参 20g，知母 15g，黄柏 15g。将以上药物同入锅中，加水适量，煎煮 30 分钟，去渣取汁，先取 1 小杯用于漱口，然后将剩余药汁倒入泡足桶中，泡足 30 分钟，每晚 1 次。10 天为 1 个疗程。具有滋阴清火的功效。适用于复发性口腔溃疡，溃疡红肿不明显、疲劳易发作者。

（4）石膏 60g，薄荷 15g，青黛 5g，天花粉 20g，青果核 50g。将以上药物同入锅中，加水适量，煎煮 30 分钟，去渣取汁，先取 1 小杯用于漱口，然后将剩余药汁倒入泡足桶中，泡足 30 分钟，每晚 1 次，10 天为 1 个疗程。具有清热解毒、泻火消肿的功效。适用于复发性口腔溃疡、溃疡红肿疼痛者。

（5）黄柏 20g，山豆根 50g，金银花 20g，玄明粉 30g。将前 3 味同入锅中，加水适量，煎煮 30 分钟，去渣取汁，调入玄明粉，待玄明粉溶化后倒入泡足桶中，泡足 30 分钟，每晚 1 次，10 天为 1 个疗程。具有清热解毒、泻火消肿的功效。适用于复发性口腔溃疡、溃疡红肿疼痛者。

十、指压疗法

[方法 1]

（1）用拇指指腹，自拇指桡侧指端向指根方向直推，约 300 次。

（2）用拇指指腹着力，自示指桡侧缘虎口直推至示指尖，约 100 次。

（3）用拇指偏峰着力，自中指末端直推至末节横纹处，约 100 次。

（4）用中指或拇指端按揉手掌面，小指第 2 指间关节横纹处，约 300 次。

（5）用左手拿患者 4 指，掌心向上，施术者右手滴凉水于患者内劳宫处，用拇指端蘸水由小指根推运起，经掌小横纹、坎宫至内劳宫，边推运边吹凉气，约 100 次。

（6）用示、中指指端着力，按揉手掌大、小鱼际交接处凹陷处，约 50 次。

（7）用拇指指腹或示、中指指腹着力，自腕横纹中点推向肘横纹中点，约 300 次。

（8）用拇指指腹或示、中指指腹着力，自肘横纹内侧端沿前臂推向腕横纹尺侧端，约 300 次。

[方法 2]

（1）用拇指指腹着力，在拇指指腹做旋推，约 300 次。

（2）用拇指指腹着力，在小指指腹进行旋推，约 300 次。

（3）用中指端着力，在掌心中，握拳中指端处的内劳宫穴按揉，约 50 次。

（4）用拇指偏峰或中指指端着力，按揉手背无名指和小指掌指关节后陷处，揉约 50 次。

（5）用手掌大鱼际、掌根部或手指指腹在脐正中直上 4 寸胃脘处的中脘穴做轻柔缓和揉动，约 5 分钟。

（6）用拇、示、中三指捏拿长强至大椎的肌肤，自下而上双手交替捻动向前推行，并可用力提拿，约 5 遍。

（7）用拇指指腹着力按压外膝眼下 3 寸，胫骨外 1 寸处的足三里，双侧各按 100 次。

（8）用拇指端着力，按揉屈趾、足掌心前正中凹陷中，约 50 次。

［方法 3］

以拇指指腹先压后揉患侧玉枕穴，刚柔相济，指力渐加，用力均匀，每次 3~5 分钟。实证用泻法，指力稍重，时间稍长；虚证用补法，指力稍轻，时间稍短，若属中气不足或阳虚者，压后再加温灸。每日 1 次。

［方法 4］

以拇指揉压患侧承浆、颊车穴各 5 分钟，掐少商穴 1.5~3 分钟。实证指压后，再以三棱针点刺双侧少商穴，各放血少许。每日 1 次。

［方法 5］

先以拇指揉压双侧牵正穴各 3~5 分钟，再掐双侧商阳穴各 1.5 分钟，并点刺放血少许。每日或隔日 1 次。

十一、饮食防治

(一) 饮食宜忌

1. 多食含锌食物，以促进创面愈合，例如牡蛎、动物肝脏、瘦肉、蛋类、花生、核桃等。

2. 多食富含维生素 B_1、维生素 B_2、维生素 B_6 及维生素 C 的食物有利于溃疡愈合，故应多食新鲜蔬菜和水果如西瓜、苹果、梨、桃子、柿子、杏等。

3. 忌食辛辣、香燥、温热食物，如葱、姜、韭菜、蒜、辣椒、胡椒、牛肉、羊肉、狗肉。

4. 忌烟、酒、咖啡及刺激性饮料等。

5. 多喝开水，尽可能避免刺激。

6. 所食用食物要软、易消化，病情严重者可给予半流质饮食。

7. 避免过多食用酸、碱、烤、炸的食物。

(二) 日常食疗

一些盛产于秋天的食物，如莲子、藕等，对治疗口腔溃疡都有很不错的效果。推荐以下几则食疗方，供大家选择。

1. 莲子栀子汤

莲子（不去莲心）、栀子，加冰糖适量，水煎，吃莲子喝汤。

2. 银耳莲子羹

用水将银耳、莲子洗干净入锅中，加水煮至银耳熟烂，加冰糖或白糖溶化。早、晚各 1 次，可以清热养阴。

3. 萝卜鲜藕汁

将萝卜和藕用水洗净，于洁净器皿中捣烂，用消毒纱布双层绞取汁。每天数次，取适量含于口中，片刻后咽下。

4. 土豆萝卜汤

取苦瓜、西红柿、土豆、胡萝卜、洋葱片、味精、盐等。将油锅烧热，倒入洋葱片、胡萝卜片、土豆块一起炒，炒至半熟后，放入西红柿炒软，再倒入适量清水煮沸，最后放入苦瓜、盐、味精烹至入味即可。此汤可清热祛火，缓解口腔溃疡症状。

5. 五倍子蜜汁

取五倍子、绿茶、蜂蜜各适量。将五倍子加水煮沸后，再加入绿茶、蜂蜜，冲泡 5 分钟后即可饮用。

6. 苦瓜瘦肉汤

取鲜苦瓜 150g，猪瘦肉 100g，咸菜适量。先将苦瓜去瓤与皮，切块；猪瘦肉洗净，切片，放入沸水中汆烫去血污，捞出。将苦瓜块与猪肉片放进煲内，放足量清水，用小火煲 1 个小时后倒入咸菜，用中火煮 30 分钟即可。

7. 蒲公英糖饮

将绿豆加水煮至熟烂，蒲公英用水煎取汁，然后将蒲公英汁放入绿豆汁内，再加冰糖适量即可。口腔溃疡患者初次应遵照医嘱食用。

8. 木耳疗法

取白木耳、黑木耳、山楂各适量。水煎，喝汤吃木耳。每天 1 次或 2 次，可治口腔溃疡。

9. 可可粉疗法

将可可粉和蜂蜜调成糊状，频频含咽。每天数次，可治口腔溃疡。

10. 白菜根疗法

取白菜根、蒜苗、大枣各适量。水煎服，每天 1 次或 2 次，可治口腔溃疡。

11. 核桃壳疗法

将核桃壳熬水 2 次，每天早、晚各服 1 次，可治疗口腔溃疡。

十二、预防与调护

1. 加强体育锻炼，提高机体对疾病的抵抗能力。

2. 保持乐观精神，避免焦虑情绪。保证充足睡眠，提高睡眠质量。

3. 避免过食辛辣、肥甘厚腻等刺激之品，以免伤及脾胃。防止粗糙、硬性食物（膨化、油炸食品）和过烫食物对黏膜的损伤。营养均衡，饮食清淡，少食烧烤、腌制、辛辣食物，保持有规律的进餐习惯。

4. 注意生活起居规律，避免过度劳累。

5. 去除口腔局部刺激因素，避免口腔黏膜损伤，保持口腔环境卫生。

6. 为了防止口腔溃疡发作，用舌尖携带津液按摩口腔黏膜，不仅能促进口腔黏膜的血液循环，提高口腔黏膜的抗病能力，而且能调节和提高机体各脏腑的功能。中医认为，口为脾之外窍，咽为肺之门户，舌为心之苗；舌尖属心肺，舌中属脾胃，舌边属肝胆，舌根属肾；上唇属大肠，下唇属脾，两腮（颊）和牙龈属胃。所以，用舌头按摩口腔黏膜、唇、齿、颊、龈，对局部和全身都能起到良好的保健作用。方法如下：利用舌尖和舌头前 1/3 舌体按摩口腔，其顺序是，自上而下，自左而右，从外到里，按摩的部位包括上唇、下唇、上牙内外侧牙龈、下牙内外侧牙龈、左颊、右颊、上腭及口底黏膜，共十个部位，每个部位按摩 10 遍，按摩两颊时只能做旋转动作，按摩之前，舌尖抵上腭前部片刻，津液顺流时，再用舌头携带津液进行上述按摩动作，最后漱口 36 下，分 3 口咽下，意送丹田，坚持每日 1~2 次。

7. 积极治疗引起口腔黏膜复发的疾病。如胃溃疡、十二指肠溃疡、慢性或迁延性肝炎、结肠炎、贫血、消化不良、腹泻、便秘、发热、睡眠不足、疲劳、偏食、月经失调等。

第七章　名医诊治经验选介

一、黄少华诊治经验

1.重视阴火辨证

黄老认为，阴火是慢性口腔溃疡发病的关键环节，阴火侵犯脾胃，脾胃升降失常，导致脾胃虚弱，而脾胃愈虚，元气愈弱，阴火愈旺，故慢性口腔溃疡多缠绵不愈，反复发作。根据阴火理论，黄老提出益气升阳、培元泻火的治疗法则，并以补中益气汤为基本方进行加减治疗，阴火辨证诊治如下。

（1）中气不足之阴火

证候：此类患者多有慢性胃病史。症见口腔黏膜溃疡，呈绿豆或黄豆大小，疮色淡红，微痛，周围不红肿或微红肿，时轻时重，每遇劳倦则加重，伴少气懒言、腹胀、食者胀甚、纳少、大便稀溏，舌淡，苔薄白，边有齿痕，脉洪大，沉按之虚软。

治则：健脾补中，益气升阳。

方药：补中益气汤加炮姜。

方中人参、黄芪、白术、甘草味甘性温，补益脾胃，配当归、柴胡、升麻升阳举陷，陈皮理气和胃，协助降浊；加炮姜去瘀生新，收敛生肌，使元气复，火自灭，病自愈。溃烂周围发红者，加栀子、牡丹皮清热凉血；溃烂周围不红者，加薏苡仁、茯苓健脾渗湿。

（2）脾肾阳虚之阴火

证候：此类患者多有慢性肾病或久服寒凉药物的病史。症见口腔溃疡面大而深，疮色淡红或不红，表面多覆盖灰色黏膜，疼痛不显，日久不愈，伴有腹胀、进冷食则腹隐痛、纳少、倦怠乏力、腰膝酸软、小便清长、夜尿频、时有腹泻等，舌质淡，苔白，脉沉细或浮大无力。

治则：温补脾肾，引火归元。

方药：补中益气汤加炮姜、熟附子、肉桂。

腹泻重加用石榴皮、长命菜；夜尿频加益智仁、桑螵蛸。黄老认为，此型以舌质淡、脉沉细或浮大无力为辨证要点，若见舌体横裂、少津灼痛、苔黄或黄腻，乃假热之象，切不可用甘寒清热、凉血滋阴之药，以免犯"寒寒"之戒。此种情况下可少佐黄连（细辛水炒）、肉桂以交通心肾，并加淡竹叶，轻清心胃之热。

（3）脾肾阴虚之阴火

证候：此类患者多有慢性肾病或有糖尿病病史。症见口腔溃疡面小而深、多发，呈红色或淡红色，进食灼痛，多在失眠、思虑过度后复发或加重，伴消瘦、纳少、失眠、腰膝酸软、小便黄、大便秘结，舌质红，少苔，脉沉细。

治则：补益脾肾，清心降火。

方药：补中益气汤加杜仲、枸杞子、山茱萸、淡竹叶、黄连（细辛水炒）。

方中黄连泻热和胃，淡竹叶清心导赤。全方培元气，泄阴火，元气复，清阳升，则火自灭。腰痛甚者加独活、桑寄生；大便秘结者加柏子仁、火麻仁；失眠者加合欢皮、夜交藤。

（4）肝脾相关之阴火

证候：此类患者多有慢性胃病或肝病病史。症见口腔黏膜多发溃疡，疮面小，色红，进食灼痛，表面多覆盖黄白色黏膜，伴胸闷气短、倦怠乏力、心悸少寐、胁痛、口干口苦、纳差、大便干结不调，舌红，苔微黄，脉弦或沉细。

治则：补脾益气，疏肝解郁。

方药：补中益气汤加炮姜、白芍、茯苓、郁金、合欢皮、薏苡仁。

方中补中益气汤益气升阳，又仿逍遥散之意加白芍、茯苓、郁金疏肝木，养血和阴，合欢皮安五脏，利心志，薏苡仁健脾利湿。全方应用，使脾胃健旺，元气内充，肝气条达，则木郁可解，阳升火散，阴火自灭。

（5）心脾两虚之阴火

证候：症见口腔黏膜多发溃疡，大小不等，疮面淡红，表面多覆盖黄白色分泌物，进食灼热刺痛，思虑、劳累或进食肥甘厚味后溃疡加重。多伴有神疲乏力、少气懒言、胸闷气短、心悸失眠、纳少便溏，舌质淡，边有溃疡或齿痕，苔薄，脉沉细。

治则：健脾益气，滋养心阴。

方药：补中益气汤加炮姜、酸枣仁、柏子仁、朱砂拌茯神、合欢皮、淡竹叶、生地黄。

溃疡除发生于口腔外，还可发生于眼睑、阴部。溃疡发生于眼睑、阴部者乃热毒内蕴，可加薏苡仁、半枝莲清热解毒。

2. 标本并治

慢性口腔溃疡病机虚虚实实，寒热错杂，单纯使用清热解毒之药，不仅收效甚微，还会加重病情。黄老紧抓脾胃虚损、元气不足、阴火上炎之根本，以补中益气汤为基础，根据阴火涉及脏腑的不同，配伍引火归元、育阴潜阳、疏肝解郁、养心安神之药，益气升阳、培元泻火，标本并治。并嘱患者生活规律、清淡饮食，勿暴饮暴食，忌食生冷、辛辣，多食蔬菜、水果，嘱其盐水漱口，药食结合，疗效彰显。

二、马骏诊治经验

1. 病位多在心脾

唇舌和众多脏腑、经络密切相关，手太阴肺经、手阳明大肠经、足阳明胃经及冲、任之脉皆可通过经络与唇、齿、口、舌相连。然"舌为肉之聚者，何也？舌虽为心之苗，实与脾胃相维系者也"，马老认为，与复发性口腔溃疡关系最为密切的当数心、脾，故治疗上多从心脾（胃）论治。马老将复发性口腔溃疡分为以下 4 个证型。

（1）心脾积热证：心脾积热多由于饮食不节，嗜食辛辣肥甘、煎炒酒酪，损伤脾胃，内蕴化热；或忧思郁怒，情志不遂，致使心脾积热，循经上冲，熏蒸口舌，热腐肌膜。症状多表现为口疮鲜红微肿，边有黄白色分泌物，伴有心烦、口干、胃脘嘈杂、便干溲赤，舌尖红，脉滑数或濡数。

马老治疗心脾积热证常选用甘草泻心汤合三才封髓丹加减。用甘草泻心汤补虚缓急、调和脾胃，三才封髓丹降其阴火。常用药物有生甘草、黄连、黄芩、太子参、黄柏、知母、砂仁、连翘、朱麦冬、朱灯心、生薏苡仁等，其中甘草用量为 12~15g。

（2）肺胃热炽证：素体胃火较旺之人，又感受风热之邪，两阳相煽，化火上蒸。症见口疮红肿、疼痛剧烈，伴有发热、头痛、咽痛口干、口苦口臭，舌红，苔薄黄或黄腻，脉浮数或滑数。

马老治疗此型口腔溃疡多用清胃散合升降散加减化裁。清胃散清胃凉血，升降散疏风散热、祛邪解毒。常用药有黄连、升麻、生地黄、当归、知母、牡丹皮、桑白皮、蒲公英、连翘、僵蚕、蝉蜕、姜黄、大黄、生甘草等。若是胃火不盛，或有脾虚见症，将黄连改为胡黄连，既可清热，又不伤胃。

（3）阴虚火旺证：此型多见于糖尿病、肺结核及患有结缔组织病的患者。此类患者多为阴虚之体，复因饮食不节，或情志不遂，或感热病而致虚火上炎，损伤肌膜。症见口疮反复发作，疮红微肿，疼痛昼轻夜重，伴有口干咽燥、手足心热、心烦眠差、舌鲜红，少苔，脉细数。

马老对阴虚火旺者多用六味地黄汤合三才封髓丹加减治疗，以滋补肝肾、泻火滋阴。常用药有生地黄、茯苓、茯神、牡丹皮、泽泻、山茱萸、黄柏、知母、砂仁、天冬、连翘等。

（4）脾虚贼火证：多见于素体脾虚或气虚者，复因饮食劳倦，更伤脾气，以至中气下陷，阴火上乘，循经上犯，即李东垣所谓的"阴火""贼火"。症见口疮反复发作，时轻时重，口疮淡红或周边发白，伴有气短乏力、纳差便溏，舌胖边有齿痕，苔白，脉弱。

对于此类患者，马老常用李东垣的升阳散火汤合三才封髓丹加减，以益气健脾、清热降火。常用药有太子参、茯苓、白术、炙甘草、生黄芪、升麻、防风、黄柏、知母、砂仁等。

若阳虚明显，则佐少量肉桂。

2. 病机热多寒少，虚多实少

本病辨证，多为热证，马老认为，虽同为火热之证，亦需细辨火的性质和来源。他认为肺胃之火，多为实火；心脾积热，多为虚实夹杂；而阴虚火旺及脾虚贼火则多为虚多实少，临床不可不辨。同时，临床上也可见到无火之口疮，如气虚、阳虚浮火之口疮，若误投以寒凉，非但无益，反增病情。正如张景岳所告诫的："口病有疮……方书多以口病为热证，然其中亦有似热非热，及劳伤无火等证，所当察也。"

本病多反复发作，难以根除，根据久病多虚的理论，马老认为，本病为虚多实少，临床多表现为本虚标实，其本虚以脾虚、肾阴虚最为常见，标实则多见风火、心火、胃火、湿热、痰浊、瘀血等。

3. 整体和局部结合

马老对本病的诊治重在谨察寒热虚实，辨证论治。强调诊治本病时，要以整体观细察病因和病位，着重询问患者的发病原因、病程长短、饮食喜恶、禀赋体质、嗜好习俗等。既要注意观察局部情况，如疮疡的颜色、溃疡的深浅、溃疡周边的分泌物、口中的气味、舌质舌苔等，也要重视其睡眠、大便、情绪、月经等情况。马老十分注重将疮疡、舌质舌苔和脉象三者结合起来以辨病之寒热虚实。

4. 控制发作，注意调理脾肾

马老十分强调对于本病的控制发作，认为本病发作时一般病程较短，且有自限性倾向，治疗也易取效，关键在于如何控制其复发。马老认为，若要减少或控制口疮复发，重要的是消除其诱发因素和根据患者机体气血阴阳的盛衰加以调整，其中应重在调理脾肾。主张在口疮未发时，若属脾气虚弱者，可坚持服用四君子汤合黄芪建中汤；若为阴虚之体，可坚持服用六味地黄丸。疗程应不少于3个月。马老用此方法，较为有效地减少和控制了部分患者口疮的复发。

三、李振华诊治经验

1. 对病因病机的认识

李老认为口腔溃疡的中医病因有火热为邪，脾气虚弱，湿邪困脾，郁而化热。其中李老非常重视湿热互结的证治，他认为湿热缠绵，阴阳寒热之病机交错，因脾虚生湿，湿邪阻滞气机又可化热，湿为阴邪，热为阳邪，湿热蕴结，矛盾交错，故病难速已。

2. 治宜健脾和胃、燥湿清热

李老认为，病位在胃多实证，病位在脾多虚证，脾虚是气虚，甚则阳虚，脾无阴虚而胃有阴虚。治湿当以温药和之，助脾运以化湿；清热宜用苦寒药，宜中病即止，过则苦寒损伤脾阳；祛湿当以温药，热势渐减宜及时重视健脾利湿之品，以治其本，同时佐以疏肝理气，气行则湿行，湿行则热祛。李老自拟温中方，具有益气健脾、疏肝和胃的功效。药物组成：白术10g，茯苓15g，陈皮10g，半夏10g，香附10g，砂仁6g，桂枝5g，白芍12g，郁金10g，小茴香10g，乌药10g，枳壳10g，焦三仙各10g，甘草3g。

寒盛者，加干姜、附子；呃逆、嗳气偏寒者，加丁香、柿蒂；偏热者，加刀豆子、柿蒂；脾虚便溏者，加泽泻、薏苡仁、苍术；运化无力而便秘者，加火麻仁。

3. 寒热、虚实、病程辨别

李老临床辨证治疗口疮，十分注重甄别虚实寒热以及病程和预后。疮面愈红，其实热愈甚，色愈淡，虚寒愈重；剧痛多实热，隐痛多虚寒。虚证疮口小，疼痛轻微，渗出物少且色淡，呈灰白色，局部基底淡红或淡白，口疮周围红肿不明显，多无口臭，可有脏腑虚损证；实证口疮外观大小不等，表面多黄白分泌物，基底红赤，伴明显口臭，渗出物多黄浊，剧烈灼痛，多有全身实热证候。实热证起病急，病程短，易治，不易反复发作；虚寒证起病慢，病程长，难治，且反复发作。李老认为，口疮的治疗自当实热者清之、泻之，虚寒者补之、温之，局部与整体并重收效乃佳。

4. 李老病案举例

患者，男，33岁。2009年4月18日初诊。口腔溃疡反复发作7年余，几乎每月发作1~2次，流口水，晚上睡觉口干，平素心烦急躁，睡眠差。此间曾服多种维生素及清热中药制剂，含服华素片，外用西瓜霜喷剂及外敷冰硼散，但均未能治愈。1周前因劳累，加之饮食不节，导致口腔溃疡复发，如豆样大，溃疡面白，四周不红，讲话、吞咽均疼痛，伴见神疲乏力、口淡食少、咽干不欲饮、睡眠浅、便溏、小便黄、四肢不温，舌淡胖，边有齿痕，苔微黄厚腻，脉弦细略数。自服三黄片、清火栀麦片及西瓜霜片等无效。既往有食管溃疡病史。西医诊断：复发性口腔溃疡。

中医诊断：口疮，证属脾胃不和，湿盛热郁。治宜健脾疏肝，燥湿清热。处方：白术 10g，茯苓 15g，陈皮 10g，半夏 10g，香附 10g，郁金 10g，炒白芍 12g，砂仁 8g，桂枝 5g，乌药 10g，小茴香 10g，枳壳 10g，焦山楂、焦麦芽、焦神曲各 10g，甘草 3g，白豆蔻 10g，佛手 12g，川厚朴 10g，桔梗 10g，炒黄芩 10g，黄连 6g，泽泻 15g，生薏苡仁 25g。14 剂，每日 1 剂，水煎，分早晚 2 次服用。

二诊：服上方后，除舌边缘最大的一处溃疡尚未完全愈合外，其余均消失，进食已不痛，精神好转，纳食渐香，大便成形，苔转薄白。上方去黄连、黄芩，加知母 10g，继续服 7 剂，溃疡全部愈合。后改香砂六君子汤调理 1 个月。随访半年，未复发。

［按语］患者脾气虚弱，湿盛热郁，误服清热中药，更伤中气，李老拟以温中健脾，疏肝理气，反佐清热之品，药证合度，竟奏全功。

四、李乾构诊治经验

1. 实火、虚火辨证施治

李老认为口疮一病多因火所致，病位在心脾，火分实火与虚火，辨治如下。

（1）实火多见心脾（胃）蕴热证

主症：口舌生疮，红肿热痛。

次症：口干、口苦，口气臭味，心中烦热，嘈杂易饥，大便干燥，小便短黄，舌红，苔黄，脉滑数。

诊断：凡具备主症和任意两项次症，即可诊断为心脾（胃）蕴热证。

诊断要点：口疮剧痛多属实火，观察口疮见凹陷较深，疮面覆盖黄苔，四周隆起，充血肿胀，触痛明显。

治法：清热泻火，生肌疗疮。

方用自拟清热泻火汤：黄芩 15g，黄连 5g，生甘草 5g，莲子心 3g，野菊花 10g，赤芍 10g，白芍 10g，生黄芪 15g。

（2）虚火多见阴虚内热证

主症：口疮痛轻，五心烦热。

次症：口疮反复，夜间痛重，口干舌燥，烦渴不饮，腰膝酸软，尿黄便干，舌红，无苔，脉细数。

诊断：凡具备主症和任意两项次症，即可诊断为口疮阴虚内热证。

诊断要点：口疮疼痛较轻多属虚火，观察口疮中间基底部凹陷很浅，口疮表面覆盖白苔，周边隆起不明显，色不红，触痛不明显。

治法：滋阴生津，清降虚火。

方用自拟滋阴降火汤：玄参 20g，麦冬 15g，生地黄 10g，熟地黄 10g，生甘草 5g，知母 10g，黄柏 10g，丹参 15g，熟大黄 3g，生黄芪 15g。

【加减】

兼见舌尖生疮、心悸烦急、尿赤涩痛之心火旺者，加竹叶、木通、连翘心，甘草改甘草梢，以清心降火。

兼见便秘口臭、牙龈肿痛、面红灼热之胃热炽盛者，加生石膏、知母、虎杖、升麻，以清泻胃火。

兼见发热咳嗽、咽喉肿痛之肺热蕴结者，加桑白皮、杏仁、桔梗、连翘，以清肺止咳。

兼见心烦易怒、胸胁闷痛、经期症重之肝郁蕴热者，加柴胡、郁金、龙胆草、栀子，以疏肝泻火。

兼见纳呆、便溏、白带量多、舌苔白腻之脾湿蕴结者，加薏苡仁、苍术、白术、茯苓、车前子，以健脾化湿。

兼见神疲倦怠、失眠多梦、食少腹胀之心脾两虚者，加茯神、酸枣仁、白术、枳实，以健脾安神。

兼见头晕目眩、两胁灼痛、腰酸乏力之肝肾阴虚者，在滋阴降火汤的基础上加山茱萸、泽泻、茯苓、当归，以滋补肝肾。

素体阳虚或年老体弱，过食生冷，伤及阳气，以致肾阳虚弱，无根之火上浮发生口疮者，宜加附子、巴戟天、肉苁蓉温补肾阳，合用肉桂以引火归元。

2.经验体会

（1）内治外治相结合

口疮虽是不起眼的小病，全身症状不明显，具有自愈性，但口疮疼痛不适，常常影响饮食和工作，且易复发。本病病位虽在口腔，但治宜采用内治与外治相结合、辨证论治的整体治疗与局部治疗相结合的综合疗法。汤药头煎二煎内服，三煎用作口腔含漱，每日 3~4 次，症状重者可局部含化西黄清醒丸或梅花点舌丹或六神丸，局部用药可使中药直接作用于口疮，充分发挥药物的作用，以缓解局部症状，促进口腔溃疡愈合。

（2）中西医相结合

生地黄养血生津有类似水的作用，一则久病口疮多阴虚火旺，生地黄可滋水以补阴清虚火；二则女性月经周期性口疮，多有阴血亏虚，生地黄入血分可凉血养血，血不燥热则津液自润，阴津充足则可制火；三则生地黄有增液润肠通便作用，大便通则火随大便排出，有利于口疮愈合。所以生地黄为治口疮要药。病理学研究表明，口腔溃疡与微血管痉挛、血流量减少有关，用丹参、赤芍、大黄等活血化瘀药，能扩张周围血管，缓解痉挛，减少血流阻力，增加血流量，改善口腔组织营养代谢，加速口腔黏膜修复，促进溃疡愈合，所以活血化瘀药为治口疮的必用药。黄芪补气固表，敛疮生肌，为治口疮良药，现代药理学研究表明，黄芪能增强机体免疫功能，有促进溃疡愈合的作用。甘草补气健脾，清热解毒，现代药理学研究表明，甘草有抗炎、抗溃疡、解毒、调节免疫和类激素的作用，可促进口腔溃疡的愈合。

（3）保持二便通畅

脏腑之火上炎，熏蒸口腔黏膜而生口疮，故口疮患者多有大便干燥、小便短赤等火证表现。治疗当选用大黄、车前子通腑利尿之品，使大便通畅，小便通利，火热下行，火热从二便排出，产生口疮的火热毒邪被清除则有利于口疮的愈合。

（4）防止复发

注意口腔卫生，早晚刷牙，进食后漱口，可减少口疮复发。口疮患者宜吃清淡饮食，不吃或少吃辛辣、煎炒食品，应禁烟限酒，以免上火。应多吃新鲜蔬菜和水果，补充维生素和微量元素，以切断口疮发病要素。同时要注意起居有时，劳逸结合，生活规律，适当参加体育活动以增强体质。如此，就可增强全身和口腔局部的防病能力，从而减少或杜绝口疮发生。

五、夏翔诊治经验

1. 推崇阴火论

治疗复发性口腔溃疡，夏教授非常推崇李东垣的阴火论。夏教授认为，当今社会发展迅速，夜生活越来越丰富，饮食习惯逐渐西化，诸多因素造成了与李东垣时代十分相似的饮食、劳倦、七情所伤的发病因素。因此，要重视引起复发性口腔溃疡的发病因素，以预防为主，做到"食饮有节，起居有常，不妄作劳，故能形与神俱，而尽终其天年"。夏教授在治疗复发性口腔溃疡时，紧紧抓住阴火这一病机特点，根据《内经》"劳者温之，损者益之"的原则，以甘温散火法为主治疗。

2. 益气健脾，升阳散火之法治疗

复发性口腔溃疡患者常伴有四肢乏力、口淡无味、纳谷不馨、舌淡胖、边有齿痕、脉濡软等脾气亏虚的临床表现，多在劳累、熬夜时复发。因此，夏教授十分注重整体脾气亏虚这一致病之本，以健脾益气为主，同时不忘局部之口腔溃疡因湿淫热蒸肌肤所致，配合运用升阳散火之法，将整体与局部相结合辨证治疗复发性口腔溃疡。基本方：黄芪24g，党参12g，白术15g，甘草9g，升麻9g，苍耳子15g，辛夷15g，牡丹皮12g，生地黄12g，玄参12g，千里光15g，菝葜15g，白花蛇舌草15g，徐长卿15g。

方中重用黄芪为君药，黄芪味甘性温，有补气益阳、扎疮生肌等功效。党参味甘性平，具健脾补肺、养血生津之功效；白术味苦、甘，性温，能健脾益气、燥湿利水，共为臣药。根据"风能胜湿"的原则，夏教授擅长使用苍耳子、辛夷这一对药，苍耳子、辛夷与升麻配伍，祛风以胜湿，升阳以散火，苍耳子还有活络止痛作用。生地黄、牡丹皮、玄参、千里光、菝葜、白花蛇舌草、徐长卿等药祛风利湿、清泻阴火，徐长卿也能止痛止痒，共为佐药。甘草味甘性平，有益气补中、泻火解毒、调和诸药等作用，为使药。诸药配伍，甘温散火而口腔溃疡乃除。

3. 夏教授典型病例

杨某，女，46岁。2003年4月29日初诊。反复出现口腔溃疡2年，伴神疲乏力。2年来口腔内反复发生溃疡，时作时止，发时口疮处疼痛不适，影响进食、睡眠，曾服用维生素 B$_2$、一清胶囊、黄连上清丸等药，并局部喷撒锡类散或西瓜霜喷剂，可暂时缓解疼痛，促进疮面愈合，但不能根治，在劳累时易发。现因劳累致口腔溃疡复发，疼痛不适，影响进食及睡眠，神疲乏力，口淡无味，食纳平平，二便调。患者面色少华，口腔内有3处溃疡，疮面色白，周边呈淡红色，舌质淡，边有齿痕，苔薄白，脉细。证属脾气亏虚、虚火上炎，治宜益气健脾、甘温散火。处方：生黄芪24g，党参12g，白术15g，甘草9g，升麻9g，苍耳子15g，辛夷15g，牡丹皮12g，生地黄12g，玄参12g，千里光15g，虎杖15g，白花蛇舌草15g，徐长卿15g。服药14剂后，疼痛明显减轻，疮面逐渐缩小，神疲乏力较前减轻。又服14剂后，口腔溃疡已痊愈。

六、陈湘君诊治经验

1. 重视中医辨证论治

陈教授根据患者病因、体质、口腔溃疡的形态、全身证候，将口腔溃疡大致分为三型。

（1）心脾积热

证候：阳盛体质，过食辛辣、热性食物或嗜酒、熬夜致心脾积热，复感风、火、燥邪，热盛化火，火盛上炎口腔，热腐肌膜则溃烂，凹陷，呈点片状，灼热疼痛，讲话、进食时疼痛更甚，舌红，苔黄燥，脉数。

治则：清热解毒泻火。

方药：方选黄连解毒汤加减，药用黄连、黄芩、黄柏、栀子、莲子心、生地黄、麦冬、连翘、生甘草、淡竹叶等。

［典型病案］

宋某，男，35岁。因"反复口腔溃疡2年"来本院就诊。患者为银行职员，平素工作繁忙，压力较大。近两年来复发性口腔溃疡多发，发病时口腔内同时有多个溃疡，局部灼热，讲话、进食时疼痛更甚，现每月发作2~3次，重则无明显间歇期，甚感痛苦。追问病史，否认有关节痛，无阴部溃疡及双眼不适，无结节红斑。舌红，苔黄燥，大便二三日一行。陈教授辨证为心脾积热，治以清热解毒泻火。处方：黄连6g，黄芩9g，黄柏9g，栀子6g，郁金12g，莲子心9g，生地黄15g，麦冬15g，连翘9g，生甘草6g，淡竹叶9g。并嘱放松情绪，注意休息。药后2周，患者口腔溃疡明显减少，大便顺畅，舌红苔薄。处方：黄连3g，莲子心9g，生甘草9g，土茯苓15g，白花蛇舌草30g，败酱草30g，天冬15g，麦冬15g，丹参15g，珠儿参9g。现随访已半年，工作劳累后仍有口腔黏膜不适，但未发生溃疡。

（2）阴虚火旺

证候：素体阴虚或久病失养，真阴被灼，心肾阴液不足，虚火上炎口腔，阴液枯竭，肌膜溃疡点少，呈嫩红色，伴手足发热，夜寐不安，咽痛口干，倦乏眩晕，舌红少津，脉细数。

治则：滋阴养血，清降虚火。

方药：方选知柏地黄丸加减，药用知母、黄柏、生地黄、熟地黄、白芍、当归、牡丹皮、丹参、黄精、川芎、生甘草。

［典型病案］

王某，女，47岁。有"系统性红斑狼疮"病史，用中西药控制，病情尚属稳定，最近行相关检查，均属正常范围。但近2个月来反复发生口腔溃疡，疮面色嫩红，疼痛不甚，伴头晕耳鸣，咽干咽痛，腰膝酸软，手足心热，盗汗，夜寐不安，月经量少，便干溲赤，舌红，苔少，脉细数。证属肾阴不足，虚火上扰，治拟滋阴降火、清热凉血。处方：知母12g，黄柏12g，生地黄15g，熟地黄15g，白芍15g，当归15g，牡丹皮15g，丹参15g，酸枣仁15g，墨旱莲30g，白花蛇舌草30g，生甘草9g。2周后疮面变小，诸症减轻，唯口渴不解。守方加玉竹以养阴生津，现以知柏地黄丸缓缓图之，口疮未再复发。

（3）阳气亏虚

证候：素体阳虚或阴损及阳，虚阳上浮于口腔，疮面久治难愈，疮面下陷，倦乏懒言，面色淡白，肢冷便溏，舌质淡，苔白，脉沉或虚大。

治则：温补肾阳，引火归元。

方药：方选交泰丸合二仙汤加减或附桂八味丸，药用黄连、肉桂、淫羊藿、仙茅、巴戟天、炒白术、附片、川芎、熟地黄、山药、山茱萸、茯苓、泽泻、牡丹皮。

[典型病案]

王某，男，48 岁。反复口腔溃疡、下身溃疡 20 余年，加重 2 个月。患者 20 余年前出现反复口腔溃疡，逐渐出现下身溃疡，下肢时有结节红斑，面部痤疮较明显，外院诊断为白塞病，现用沙利度胺（反应停）和硫酸羟氯喹片（纷乐）治疗，但症状时有反复，为进一步治疗，来本院求治。症见口疮缠绵不愈，疮面色白，伴有面白肢冷，腹胀便溏，时有小腹冷痛，舌质淡，苔白，脉沉。治宜温补脾肾，引火归元。处方：黄连 6g，肉桂 6g，淫羊藿 12g，仙茅 12g，巴戟天 12g，黄柏 9g，炒白术 9g，附片 6g，川芎 9g。用药 2 周，症无进退，根据久病入络原理，加莪术 15g 加强活血通络，改善局部血液循环。2 周后口疮缩小，疮面转红，肢冷好转，但仍有腹胀便溏，加陈皮 9g，炮姜 9g。用药未足 2 个月，疮面基本愈合，诸症皆有减轻。

2. 内服结合外治治疗

对于复发性口腔溃疡，陈教授主张缓解期以中药内服为主，而发作期则内外合治，在辨证内服用药基础上，加用外治的方法。陈教授常用的外治法有如下几种。①含漱法：用本院自制的一枝黄花口服液漱涤口腔，每日 10 余次。适合于各型口腔溃疡。②敷药法：肉桂加醋适量或蒜头捣碎，调成糊膏状，敷于双足心涌泉穴，每日换药 1 次，5~7 日为 1 个疗程。本法有引火下降或引虚火归元的作用，对于虚阳上浮、上盛下虚的反复发作者尤佳。③吹粉法或涂粉法：将珠黄散 3g，以细玻璃管或塑料吸管摄取药末，均匀吹布于疮面，也可以消毒棉签涂抹患处，每日 2~3 次，适用于心、胃火旺型。内治法辨证施治针对性强，治病求本。但从疗效比较，外治不在内治之下，且具简捷、速效、方便、无毒副作用的特点，故陈教授内服外治相结合，取得了较好效果，可减少发作，缩短病程，调整体质。

3. 重视预防

陈教授在治疗的同时，尤其重视预防，认为预防口腔溃疡的复发可起到事半功倍的效果。首先要保持口腔卫生，在清洁的口腔环境中，细菌和其他一些感染物质比较少，口腔溃疡继发感染的概率也会下降。其次要纠正不良生活习惯。根据临床观察表明，挑食及饮食不当或进食无规律等可引起营养缺乏，如铁、铜、锌等元素或叶酸等维生素的缺乏，可促使口腔溃疡发生或发作频繁。另外，睡眠不足、便秘及精神焦虑、烦躁易怒的患者，口腔溃疡多易反复发作，且不易愈合，所以保持良好的心态，乐观开朗，积极向上，遇事心平气和，对于口腔溃疡患者来说是一条重要的自我保健措施。尤其要少食易引起口腔溃疡的"发物"，口腔溃疡的发生与进食有一定的关系，中医把可能引起疾病发作的食物简称为"发物"，如各种腌、腊制品，各种炒货，各种烟熏油炸食品以及刺激性食物等。应该根据自己的实际情况适当忌口，以减少口腔溃疡的发生。

七、刘再朋诊治经验

1. 脾肾亏虚论

复发性口腔溃疡属中医学"口疮""口破"等范畴，但历来各家对其证治众说不一，因此其治疗方法也不尽相同。刘老认为，本病多与脾肾有关，病理性质以"虚"为主，即暴病为实，久病为虚。复发性口腔溃疡一般病程较长，故而多以虚证为主。中医学认为"久病入肾，久病伤脾"。素体阴虚或久病阴损，以致阴虚火旺，虚火上炎，熏蒸口舌，而致口疮；久病伤脾，脾气虚损，水湿不运，郁久化热，湿热上蒸，亦可发病。脾开窍于口，舌为心之苗，又诸经皆会于口，故脏腑功能的失调无不反应于口。而脾、肾与舌、唇、颊关系更为密切。

2. 注重口腔溃疡形态

整体观念与辨证论治是中医学的基本特点。复发性口腔溃疡以反复发作、缠绵难愈的口腔溃疡为主症，因而局部望诊是必不可少的。阴虚火旺型口疮，溃疡多发生在舌部，或舌尖、舌下、舌根，数目较少，创面呈灰黄色，有少许渗出物，边缘微红肿、隆起，疼痛较轻；脾胃湿热型口疮，溃疡多发生于口唇、两颊，数目偏多，创面呈黄色，渗出物较多，边缘红肿隆起，疼痛较显。

3. 分型论治

（1）阴虚火热型口疮：肾阴虚为本，虚火上炎为标，故选知柏地黄汤，方中以六味地黄汤滋肾阴治本，以知母、黄柏清热降火治标。若溃疡边缘红肿隆起，有渗出物，依"红者为热，肿者为湿"之理论，且渗出亦表明湿邪为患，加蒲公英、黄连以清热除湿。

（2）脾胃湿热型口疮：以清脾除湿汤加减治疗，方中以白术、苍术、茯苓健脾除湿治本，栀子、黄芩、泽泻、蒲公英清热除湿治标，辅以藿香、木香、厚朴燥湿行气。疼痛明显者加用细辛；兼瘀血者加用牡丹皮、生蒲黄。

4. 中西医结合外治特色

刘老在内治的同时，积极配合外治，常用自制的消苔散局部外搽。消苔散主要成分为生蒲黄，蒲黄具有化瘀止痛作用。现代研究表明，蒲黄有改善微血管血液循环的作用，而西医也认为溃疡是一种微血管炎症。因此，配合消苔散局部外用治疗复发性口腔溃疡，常能收到立竿见影的效果，从而明显缩短了溃疡愈合的时间。

5. 预防为主

由于复发性口腔溃疡目前病因不明确，所以西医暂无特效方法，而中医在治疗方面有其独特的疗效。为了提高疗效，防止复发，刘老认为，不仅治疗时要对患者的饮食加以指导，如忌食葱、蒜及麻辣、过热、过硬之品，而且对已治愈的患者，除要求其继续服药巩固疗效外，还要适当注意搞好个人口腔卫生，忌辛辣醇酒及肥甘厚腻之品，节制房事等。

八、石志超诊治经验

1. 对病因病机的认识

石教授认为，口糜多因饮食、情志、劳倦、久病不愈等因素所致。首先当辨明虚实，不能一概而论。其病因病机有三：一是由于吸烟、嗜酒、过食辛辣刺激性食物及思虑过度，郁积化热，导致心脾火热上炎，灼蒸于口而成；二是思虑劳倦，心阴暗耗，或热病后期，阴分受伤，阴虚则火旺，上炎于口而发；三是劳倦、久病等致脾胃中气受损，或口疮日久，灼阴耗气，脾胃气虚而发。具体而论，身体强壮，起病急，病程短，一派实热之象者，方可予清热泻火之法；素体虚弱，病情反复，正气亏伤之人，再用苦寒戕伤阳气，苦燥耗竭阴津，则犯虚虚之戒。

2. 特色用药

（1）善用虫类、菌类药物

石教授在治疗口腔溃疡过程中，善于应用虫类药物，如僵蚕、土鳖虫等，以及菌类药物，如灵芝、茯苓等。这就不得不提到毒邪致病这个根源。所谓"毒"，包括以下几类。一指药物或药性；二指病症；三指内生病理产物。这里所说的毒，是指后者而言的。《金匮要略》曰："毒，邪气蕴结不解之谓。"外邪内蕴，诸邪久滞，皆可化毒，病邪深在，而致本病缠绵难愈。因此临床常选蝉蜕、僵蚕、地龙、土鳖虫等药物入络搜风剔毒，逐邪外出，尤其土鳖虫一味更是治疗重舌、木舌的要药。而菌类药物如灵芝、茯苓等均有滋阴、健脾益气的功效。且现代药理研究发现，虫类药物有抗炎及免疫抑制作用，菌类药物则含有生物活性的多糖体，能激活细胞免疫反应，改善机体免疫状态。同时二者都有抗过敏、抗组胺、消除抗原、调节免疫等作用，这与西医认为口腔溃疡多由变态反应所致的理论相吻合。

（2）辨明阴阳虚实用药

有人对石教授治疗口糜时应用附子和肉桂感到费解。附子、肉桂属于温里药，而温里药易耗阴动血。口糜多是虚火上炎，应用附子、肉桂岂不冲突？对于阳虚口糜，石教授常说："正如《医理真传》所言，各部肿痛，或发热，或不发热，脉息无神，脉浮大而空，或坚劲如石，唇、口、舌青白，津液满口，喜极热汤，二便自利，间有小便赤者，此皆为气不足之症，虽现肿痛火形，皆为阴盛逼阳之症候，世医往往称为阴虚火旺，而用滋阴降火之药者极多，试问有阴虚火旺，而反见津液满口，唇、舌青滑，脉息无神，二便自利者乎？因此切不可见头治头，见肿治肿，凡遇一证，务将阴、阳、虚、实辨清，用药方无错误。"《本草汇言》云："肉桂下行走里之物，壮命门之阳，植心肾之气，宣导百药，无所畏避，使阳长则阴自消。"方中应用少量附子、肉桂，倒龙入海，引火下行，治疗阳虚所致口舌生疮，效果显著，但应用时一定要注意用量，肉桂常用量为 1g 或更少，不应该超过 3g，否则易致温燥。

（3）鸡内金治口糜

中药鸡内金具有消食导滞的功效，石教授在治疗口糜虚证、实证时却均有应用。其一，玉女煎等剂以滋阴药为主组成，此类药物性多黏滞，易滞脾碍胃，妨碍消化功能，用鸡内金理气醒脾，以防进补妨运之弊。其二，《本草纲目》曰鸡内金："治小儿食疟，疗大人淋漓，反胃，消酒积，主喉闭乳蛾，一切口疮、牙疳诸疮。"口糜究其根本原因，乃脾胃积热所致，"五积皆可生火"，因此不论虚火、实火均由积生，应用鸡内金运脾消积，治疗口糜，可得良效。

（4）特色外敷

运用特殊的外敷药物。历来治疗口腔溃疡常外敷锡类散、冰硼散、西瓜霜、思密达粉、维生素 C 粉等药物以清热解毒、保护黏膜；或中药喷雾剂消炎止痛，促愈敛疡；也有应用吴茱萸、肉桂压粉后调制，外敷于涌泉、关元等穴位取其温肾固本、导火下行之意。外用食物常选蜂蜜、香油、西瓜汁、西红柿汁等。但在临床上治疗顽固性口腔溃疡过程中，石教授对外涂鸡蛋黄油生肌收口尤有心得，鸡蛋黄甘温无毒，有补阴血、解热毒、排脓散结的作用。外用能改善局部组织营养不良的状况，对皮肤、黏膜的疾病有良好的消炎杀菌和帮助修复的功效，据患者反馈，知其疗效喜人。

九、劳绍贤诊治经验

1. 对病因病机的认识

（1）心脾伏火：相关文献记载均提示心脾积热和下焦虚火与口疮的发生关系密切。劳教授在总结前人经验的基础上提出："人之口破皆由于火，火气内发，上为口糜。"认为本病虽在口，但发病与火热之邪上炎以及心脾肾三脏的功能失调密切相关。临证治疗应紧紧抓住"火"字，分清虚实，以清泻伏火或滋阴清热之法为要。

（2）湿热兼夹：劳教授认为本病之所以反复发作与病属湿热或有湿热之证兼夹有关。脾胃为后天之本，主运化水湿。叶天士《外感湿热病》有"湿土之气，同类相召，故湿热之邪始虽外受，终归脾胃"之观点，提示无论外湿还是内湿，均与脾胃密切相关。由于湿性黏滞，易阻滞气机，若郁而化热，湿热相合，临床往往表现为口腔溃疡局部红肿热痛、渗出糜烂、缠绵难愈等胶着难解湿热之证的病理特征，这与本病临床反复发作的发病特点相符。因此，劳教授提出，临床辨治不能仅以实火、虚火来概括其病机特点。脾胃受损，运化失调，水湿不化，湿热内蕴，熏蒸口舌也是反复发作的病机关键。

2. 分型论治

（1）心脾积热：泻黄散是治疗本病常用之方，由石膏、栀子、藿香、防风、甘草组成，最善泻脾胃之伏火，主治口疮口臭、脾热弄舌等。劳教授喜用该方治疗心脾积热之实火证，并针对其不同的兼证灵活化裁。如兼胃火热盛，口渴甚者，以泻黄散合白虎汤化裁，其中生石膏用量宜大，可用至30g或以上；若实火兼失眠者，以泻黄散加酸枣仁；兼便秘者，以泻黄散加生地黄、玄参、火麻仁、大腹皮；疼痛剧烈者，酌加赤芍或少量细辛以止痛。

（2）阴虚火旺：劳教授喜用玉女煎或二至丸加生地黄、玄参等养阴之品滋阴清热，临床同样可以取得一定的疗效。

（3）湿热兼夹：临床表现为口腔溃疡常反复发作，缠绵难愈。因此，劳教授在治法上除注重以泻黄散为主清泻脾胃伏火外，还特别推崇吴鞠通"徒清热则湿不退，徒祛湿则热愈炽"治疗湿热的观点，提出治疗湿热口疮，临床既要注重局部，也要立足于中焦运化，整体调节，确立以清热芳化、调理脾胃及通畅气机为主要的治疗大法，并以泻黄散与藿朴夏苓汤加减进行治疗。方以生石膏、栀子清泻脾胃积热为君；藿香芳香悦脾、理气和中，振复脾胃之气机，并助防风以疏散脾中之伏火为臣；厚朴、法半夏理气燥湿、宽中和胃，黄柏清热燥湿泻阴火，茯苓健脾渗湿共为佐；甘草调和诸药，使泻脾而无伤脾之虑而为使。全方立足脾胃，着眼湿热，泻脾胃之伏火，使气机得以调畅而湿热之证渐消。

3. 强调调理保养

药后的调理保养对于防止本病复发也至关重要。本病的发病与饮食不节、体质状态、精神因素及生活起居等诸多因素密切相关，因此患者平时应坚持适当的锻炼，以提高自身免疫功能及抗病能力；饮食以清淡为主，多食水果，忌食辛辣腥咸之品；尽量避免忧郁烦躁的情绪和过度劳累，养成良好的起居习惯，从而从根本上减少复发。

十、马凤琴诊治经验

1. 对病因及危害性的认识

马主任认为本病是由于情志不遂，素体虚弱，外感六淫之邪致使肝失条达，脾失健运，肝郁气滞，郁热化火，虚火上炎熏蒸于口而患病。长期的反复发作将直接影响患者整个机体的免疫功能，引起代谢紊乱，出现口臭、慢性咽炎、便秘、头痛、头晕、恶心、乏力、精力不集中、失眠、烦躁、发热、淋巴结肿大等全身症状，严重影响患者的工作、生活，甚至造成恶变。

2. 辨证论治

口腔溃疡虽属局部病变，但脏腑功能紊乱是其重要的内在因素，病位主要在心胃肾三脏，辨证分为实热火毒与湿热伤阴、阴虚火炎两型。

（1）实热火毒

证候：口腔黏膜溃烂，溃疡四周红肿，溃面色黄，甚则融合成片，疼痛剧烈，口苦口臭，渴喜凉饮，便秘溲赤，舌红，苔黄，脉数。

治法：清热解毒敛疮，消肿止痛。

方药：甘露消毒丹、清胃散合五味消毒饮加减。常用药为生石膏 20g，生地黄 15g，升麻 6g，黄连 10g，牡丹皮 10g，龙胆草 10g，黄芩 10g，紫草 15g，连翘 15g，陈皮 15g，茵陈 15g，蒲公英 15g，炙鸡内金 15g。

（2）湿热伤阴，阴虚火炎

证候：口舌糜烂、色红，反复发作，面积小，口内腐臭，或口中黏浊，或口燥咽干，伴见纳呆食少，脘腹胀闷，五心烦热，神疲乏力，舌红，少苔或苔白腻，脉沉细或细数。

治法：养阴清热降火，扶正敛疮。

方药：甘露饮、知柏地黄汤合参苓白术散加减。常用药为天冬 10g，麦冬 10g，茵陈 15g，黄芩 10g，石斛 15g，黄连 10g，淡竹叶 6g，天花粉 10g，玉竹 10g，炒白术 15g，仙鹤草 30g，知母 10g，黄柏 10g，牡丹皮 10g，生地黄 15g，阿胶 10g（烊化）。

3. 经验体会

（1）对病机虚实的认识：口疮，亦称口糜，临床多见突发实证，少数为病久虚火上浮。实证多为脏腑积热所致，如心热口疮多赤，肺热口疮多白，膀胱移热小肠伴尿浊，心胃肾积热则口舌赤烂、口干口臭，肝经郁热则月经前重，月经后轻。治疗时根据脏腑辨证加减用药。

（2）重视中西医结合治疗：马主任经长期临床观察，发现有一部分复发性口腔溃疡患者合并幽门螺杆菌感染，在中医辨证治疗的同时给予根治幽门螺杆菌三联药物口服，即质子泵抑制剂加两种抗菌药，常用雷贝啦唑、兰索拉唑加甲硝唑、克拉霉素或阿莫西林、呋喃唑酮，治疗后可明显减少口腔溃疡的复发。

（3）强调预防：对于有此病史的患者，马主任总是反复强调要求患者做到起居有节，饮食有时，锻炼身体，增强体质，调畅情志，恬淡处世，经常漱口，尤其餐后必须漱口，戒除不良嗜好，避免烟酒辛辣之品。感染幽门螺旋杆菌的患者要单独使用餐具，以防传染。

参考文献

［1］张春燕. 夏翔治疗复发性口腔溃疡经验［J］. 中医杂志，2005，46（11）：816.

［2］薛西林. 马骏治疗慢性复发性口腔溃疡的经验［J］. 北京中医，2005，24（6）：335-336.

［3］徐彦飞，周军丽. 李振华教授治疗复发性口腔溃疡经验［J］. 中医研究，2010，23（1）：61-63.

［4］白家温，杜雪芳. 李乾构治疗口腔溃疡经验［J］. 江苏中医药，2008，39（8）：24-25.

［5］李伶俐. 黄少华治疗慢性口腔溃疡的经验［J］. 中医杂志，2009，50（5）：404.

［6］茅建春. 陈湘君治疗复发性口腔溃疡的经验［J］. 辽宁中医杂志，2009，36（5）：727-728.

［7］魏引廷. 刘再朋教授治疗复发性口腔溃疡的经验［J］. 中医学报，2010，25（5）：880-881.

［8］安照华，华旭东，李享辉. 石志超教授治疗复发性口腔溃疡经验举隅［J］. 中华中医药杂志，2011，26（2）：311-312.

［9］胡玲. 劳绍贤教授治疗复发性口腔溃疡经验简介［J］. 新中医，2010，42（3）：110-111.

［10］刘红燕，白晓莉. 马凤琴治疗复发性口腔溃疡经验拾萃［J］. 环球中医药，2009，2（4）：319.